家で死ぬということ

ひとり暮らしの親を看取るまで

石川結貴

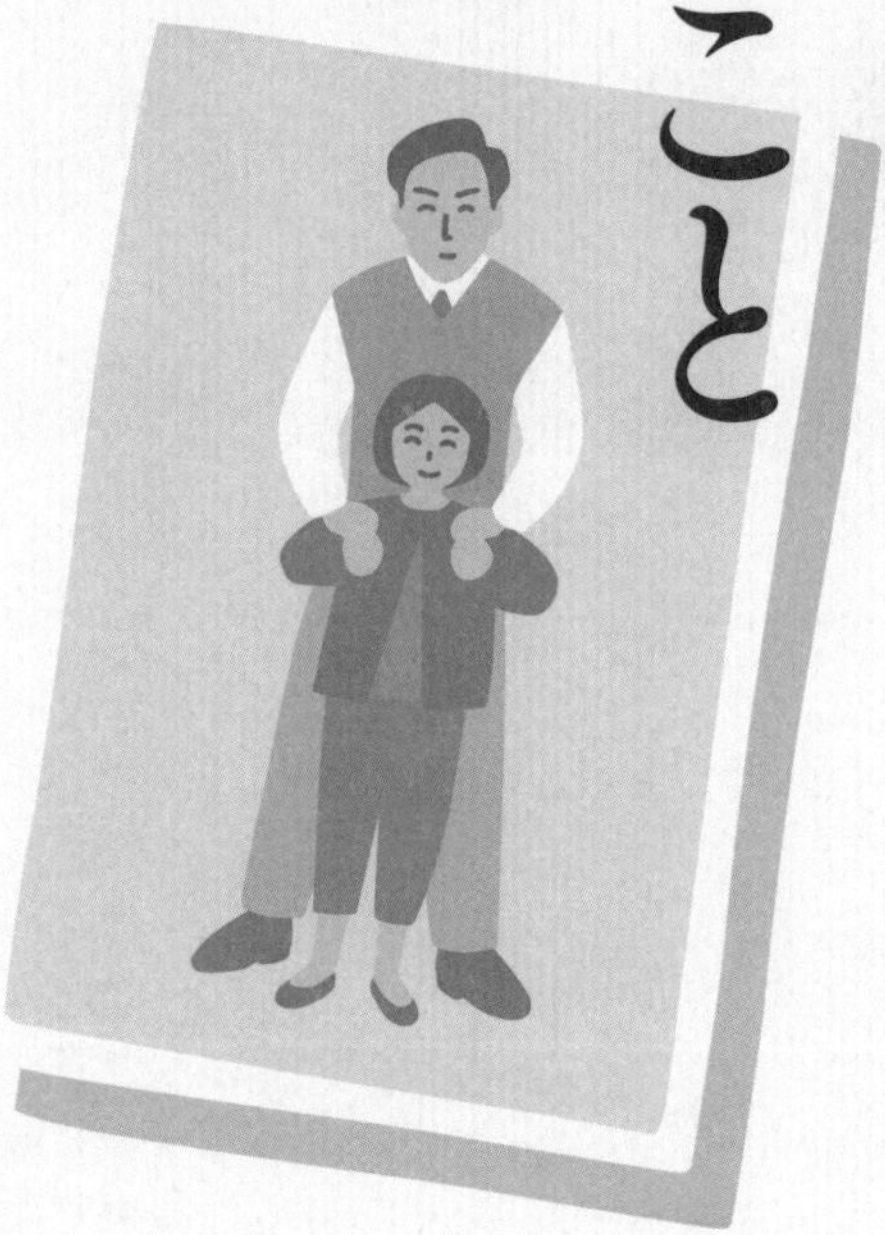

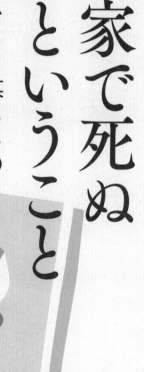

文藝春秋

家で死ぬということ　ひとり暮らしの親を看取るまで

目次

第3章 コロナ禍の葛藤

家で死ぬということ

ひとり暮らしの親を看取るまで

装丁　野中深雪
装画　右近茜
DTP　ローヤル企画

はじめに

「俺は家で死ぬ」

父からその言葉を聞いたとき、いよいよ来たかと思った。

ひとり暮らし、かつ遠方に住む父は当時八七歳。自立心が強く健康自慢だったせいか、「人に迷惑をかけず、自分のことは自分でする」、「ピンピンと生き、コロリと死ぬ」が持論、「病院や施設などまっぴらご免」と頑《かたく》なだった。

私はその頑なさに難渋しながらも、一方でなんとかなるだろうと考えた。

国民の約三割が六五歳以上の超高齢化社会。医療、介護、年金、相続などに加え、ここ最近は「理想の死に方」を指南する情報も増えている。

過剰な延命措置を行わず穏やかな最期を迎える平穏死。住み慣れた家で幸せに逝く在宅死。在宅医療や在宅介護を利用すればひとり暮らしでも自宅で死ねるという「おひとり様の在宅死」を勧める声もあり、私はそうした死に方に父の行く末を重ねていた。

おまけにジャーナリストという職業柄、情報収集の最前線にいる。二〇一九年には親子関係に苦しみながらも介護を担う子世代の実像を追った『毒親介護』（文春新書）という本を出し、高齢者福祉に関わる専門家とのネットワークも持っていた。

私生活では、認知症で要介護三となった夫の母を一年あまり在宅介護した。ほどなく夫とは離婚し、義母は特別養護老人ホームに入所したが、込み入った事情から私が身元保証人にならざるを得なかった。要は「他人」となった義母の面倒を見る羽目になり、その死までの一〇年間、面会に訪れる施設内で多くの認知症高齢者や介護スタッフと接してきた。

仕事上でも、私生活でも、介護については相応の知識と実体験を持っている。だから「家で死ぬ」という父の意思を尊重し、最期のときまで支えていけるのではと予想した。

そうして三年近くの日々、父は入院も施設入所も拒み、住み慣れた家でひとり暮らしをつづけた。私は終末期の父に付き添い、介護し、死にゆく傍《かたわ》らでその一部始終を見ていた。

周囲にそんな話をすると、「理想的な最期ですね」、「お父さんにとっても、ご家族にとっても、これほど幸せなことはない」などと言われる。

一面では正しいが、別の面では必ずしもそうではない。理想の背後には思いがけない現実の壁があり、幸せの裏側で数多くの葛藤がある。家で死ぬ父と看取る私、それぞれの思いが食い違い、きれいごとでは済まない局面に立たされることもしばしばだった。

それでも父は意志を貫いた。互いにぶつかり、ときに苛立《いらだ》ち、疎《うと》ましい思いに苛《さいな》まれながらも、私はひとりの人としての父の強さと優しさに触れ、かけがえのない時間を共有した。

次第に衰え、死期が迫る父を間近に見ながら、この国の医療や介護が抱える問題の一端を知り、シビアな実態が広く認知されていないことも痛感した。

あくまでも個人的な体験ながら、父と私に降りかかったさまざまな出来事をありのままに綴りたい。父と同じように住み慣れた家で最期を迎えたい人、家族を在宅で看取りたいと思う人たちに「家で死ぬ」というリアルを伝え、真に納得した最期が訪れるよう、本書が一助となることを願っている。

第1章　看取りのはじまり

「ピンピンコロリ」と言う人ほど、「コロリ」のほうを考えない

東京駅を出発した東海道新幹線が都心のビル群を過ぎると、多摩川の土手沿いに満開の桜が見えた。三〇年つづいた平成も残り一ヵ月足らず、新天皇の即位と令和改元を祝う一〇連休を控え、二〇一九年春の車内はいつもより活気づいていているようだった。

着替えや仕事の資料が入ったキャリーケースを足元に置き、私は明日からのスケジュール調整に頭を巡らせていた。二時間前、急な報《しら》せを受けたからだ。

「伯父さんがね、さっき救急車で運ばれてきたの。原付バイクに乗っていて、バランスを崩して転倒しちゃったと言ってる。大腿《だいたい》骨骨折で手術が必要だから、できれば今からでもこっちに来てほしいんだけど」

電話の相手は二歳年下の従妹だった。私の父が暮らす静岡県伊東市の総合病院で看護師をしている。病棟で勤務中だった彼女は救急担当の医師から呼び出しを受け、搬送された父のもとに駆

けつけたという。事態を把握した上で、すぐさま私に連絡してきた。

ああよかった、真っ先にその言葉が浮かんだ。八七歳を迎えた父は携帯電話を持っていない、だから自分では連絡の取りようがないのだ。

携帯電話については、それまで何度となく話をしていた。築六〇年の家でひとり暮らしをする父には必需品だと思っていたが、当人はどんな説得にも耳を貸さない。一度は私が父名義で契約した携帯電話を持参したが、「こんなもの、俺は絶対に使わない！」と怒りを露《あら》わにし、あえなく頓挫《とんざ》した経緯もあった。

父の頑なさは、それに限ったことではない。車の運転をやめるようにと繰り返し頼んでも、「俺は平気だ」、「車がなけりゃ、畑にも行けやしない」と言い放つ。高齢者の運転免許返納などどこ吹く風、天気のいい日は車で一〇分ほどの畑に出向いて趣味の農作業をつづけていた。

山の中腹にある二〇〇坪ほどの畑は、小学校の教員だった父が定年退職後に購入したものだ。周囲を雑木林に囲まれ、畑というより山の勾配を無理やり切り開いた空き地に近い。接道しておらず、獣道のような細い坂を下った先にある。実際、イノシシやハクビシンにたびたび荒らされ、「俺はイノシシのために野菜を作ってるようなもんだ」、そう苦笑いを繰り返す父だった。

だからこそ私は携帯電話を持たせたかったし、運転免許も返納させたかった。

「あんな山奥の畑で、熱中症にでもなったらどうするの。携帯がなければ助けも呼べないし、そのままひとりで死んじゃうことになるよ」

不測の事態を案じればこそ口調はきつくなり、同じ話を何度も何度もすることに辟易《へきえき》とした。

けれども父は平然とした顔で、毎度のようにこう言ってのけた。

「なぁに、それこそピンピンコロリで願ってもないことだ。病院だの、施設だの、人の世話にならずにせいせいとひとりで死ねたほうが幸せに決まってるだろ」

「ピンピンコロリ」と言う人ほど、「コロリ」のほうを考えない。

本当に幸せなピンピンコロリは、宝くじに当たるよりむずかしい。

今の医療制度は薄利多売、患者をコロリと死なせてしまっては儲からない。

高齢期医療や終末期医療などに携わる医師からは、表現の違いこそあれ「コロリ」がむずかしいという声が聞かれる。たとえばがん治療の専門医である里見清一氏は、著書『「人生百年」という不幸』（新潮新書）の中でこう述べている。

――常日頃、「延命だけの治療は希望しない」、とか「身の回りのことで人の世話になってまでは生きたくない」とおっしゃる方の多くが、いざそうなると慌てふためく。その程度は、それまで「ピンピン」であればあるほど大きい。

ここで出てくる台詞が「そんな急なことを言われても」「心の準備ができていない」であって、つまりは「ピンピンコロリ」を望むと口にする人も、実は「コロリ」の部分は考えていなかったのである。――

父の行く末は、まさにそのとおりだと思われた。そもそもピンピンコロリと言えるのは、自分はまだ大丈夫、当分元気だと楽観しているからで、結局のところ本当の意味で死を意識していない。

平均寿命を過ぎたころからは、「俺はいつ死んでもいい」、そう口にすることも増えていた。とはいえその「いつ」は、決して「すぐ」ではない。むしろ元気な自分のイメージのまま、やりたいようにやれることを想定し、いずれ寿命がくれば満足だ、そんなニュアンスが感じられた。

父に限らず、健康自慢の高齢者は似たようなものかもしれない。それでも私は、ピンピンコロリを口にされるたびに悶々《もんもん》とした。そういう最期が必ずしも幸せでないことを、私も、父も、確かに味わったはずなのだ。

二〇〇九年に七五歳で亡くなった母は急性心筋梗塞で、まさにコロリと逝ってしまった。取るものもとりあえず駆けつけた実家で、冷蔵庫のドアに貼られた「お米、明日一〇kg買う」という母のメモ書きに号泣したあの日を、今でもまざまざと思い出す。

冷蔵庫の中には料理好きだった母が作り置いた煮物や漬物が整然と並び、今日と似たような明日を過ごすはずだった食卓の主を待っていた。なのに箸をつけるどころか誰にも救われず、ひとり倒れていたというその様子を、あのとき父は乾いた声で私に告げた。

「まさかなぁ、こんなことになるとはなぁ、どうしてひとりで死んじゃったかなぁ……」

そんなつぶやきを繰り返しながら、意味もなく茶の間と台所を行ったり来たりして、父は自身の混乱を必死に抑えていた。

慌ただしく葬儀を終えても悪い夢の中にいるようで、愛用の座椅子や湯飲み茶碗、卓上の老眼鏡、洗面所には使い込まれたヘアブラシ、母がいたときと何ひとつ変わらない家の中に、なぜか母だけがいない。言いようのない悲しみと後悔に苛まれ、以来私も、むろん父も、よく似た喪失感を抱えてきたはずなのだ。

それをすっかり忘れたかのように、父は「コロリ」が幸せだと笑っている。あんまりじゃないか、どうして軽々しく言えるんだと、私の胸はざわついてしまう。

のちに私は、「コロリ」の裏に隠された、思いもしなかった父の本音を知ることになる。けれどもそのころはまだ、図太く厄介《やっかい》な年寄りとしか思えずに、父への関わり方を測りかねていた。

身体抑制の同意書

病院に到着したのは午後五時を回っていた。夜間受付窓口で父が救急搬送された旨を伝えると、整形外科病棟へ行くよう指示された。ナースステーションの前で紺色のナース服を着た従妹が手招きする。医師の手が空いているから先に説明を受けるよう言われ、自身の勤務を終えているにもかかわらずカンファレンスルームに同行してくれた。

「運がよかったですよ」

整形外科の主治医は、父の骨折箇所をモニター画面に表示しながらサバサバ言った。てっきりケガの程度が軽いのかと思ったらそうではない。明日の午後、オペ室に急なキャンセルが出たこと、加えて自分が手術のできるスケジュールを確保できること、ふたつの条件がそろったから「運がいい」という。

「ふつうはね、手術の予定が詰まっててオペ室待ちなんですよ。仮に空いていても、医者がいないとどうにもならないでしょ。整形外科は人手不足でね、大腿骨骨折の場合、痛みを我慢しながら一週間くらい手術を待つ患者さんも珍しくありません。高齢者の場合、その一週間で筋力や認知力が低下するし、元気だった人が寝たきりになるとか、認知症みたいになっちゃうとか、よくある話なんですよ」

予想もしなかった話に驚いた。人気の医療ドラマでは、救急搬送されたケガ人がストレッチャーのままオペ室に運ばれ、あっという間に手術着姿の医療者に囲まれる。てきぱきと手術が行われ、術後に回復室に移動して一安心というストーリーだが、現実はまるで違う。

さらに思わぬ展開があった。入院の保証人、手術や麻酔、輸血の同意書など何枚もの署名を求められた中に「身体抑制の同意書」とある。不審に思って主治医を見ると、「ああ、それね……」、こちらの気持ちを見透かしたように言葉がつづいた。

「そういう用紙を渡されたらギョッとしちゃいますよね。実は術後にせん妄と言って、錯乱したり、幻覚が生じたりするケースがあるんです。特に高齢者には多くて、自分で点滴を抜いて大暴れする、骨折して歩けないのにベッドから降りて別の場所を骨折しちゃう、そんなふうにトラブルが起きるんですよ」

主治医の口調は変わらずサバサバしていたが、私のほうは想像するだけで緊張が走った。同時に渡された「身体抑制の説明書（開始時）」という書類には、〈薬剤　鎮静剤を使用する〉、〈抑制帯　体の一部を固定して動きを抑える〉、〈介護衣　つなぎ型の衣服で点滴チューブや尿の管に手が届かないようにする〉、〈ベッド四点柵　ベッド周囲を柵で囲い転落を防止する〉などと詳細な一覧表があり、読み進めるほど怖くなる。

署名用のペンを握ったまま固まっていると、隣に座った従妹が助け舟を出すように「術後は看護師がこまめに様子を見るから、あんまり心配しないで」と柔らかな口調で言った。プロの看護職ならではの気遣いに救われたが、一方で複雑な感情も込み上げた。同意書にはこんな記述があったからだ。

〈私は、患者自身の危険な行動が落ち着かず、この状態では生命に重大な危険がおよびかねない（あるいはその恐れがある）と、口頭および文書にて十分な説明を受け、疑問点などを質問する機会があり、説明の内容を十分理解できました〉

十分な説明を受けたのかもしれないが、少なくとも十分理解できたとは言い難かった。常日頃、取材の場でさまざまな質問をし、少しでも疑問に思うことは率直に尋ねていく私だが、患者の家族という立場になると妙に気後れする。あれこれと質問して医師の機嫌を損ねたらどうしよう、面倒な家族と思われれば父が困るかもしれないと遠慮して、つい作り笑いを浮かべてしまう。

インフォームドコンセント（説明と同意）、患者主体の医療、ＥＢＭ（evidence-based medicine＝科学的根拠に基づいた医療）、そんなふうに患者への情報提供が進み、治療の選択肢が増え、なによリ個人がインターネットで多種多様な医療情報にアクセスできる時代だ。にもかかわらず「意識」という点では、患者や家族が主体となるのは容易ではない。

もしも駆けつける家族がおらず、父がひとりで医師の説明を受けたとしたらどうだったろうか。

携帯電話すら持たない高齢者がその内容を十分に理解できるのかどうか、父と同じようにひとり暮らしで、あるいは老夫婦だけで、こんな場面に立たされる人はたくさんいるに違いない。そう考えると、私という娘がいる父も、看護師の従妹から励ましてもらえる私も、やはり「運がいい」という話になる。

すべての同意書に署名を終えると一時間が過ぎていた。夕食が配膳される病棟の廊下を足早に歩き、私はようやく父の病室へ向かった。トイレと洗面所が備えられた個室のベッドで、レンタルされた院内着をまとった父は気まずそうな苦笑いを浮かべている。こちらの不安を知ってか知らずか、開口一番「困ったよ、二階にふとんを干しっぱなしだよ」と言った。

ひとり暮らしの緊急事態

父との面会後に向かった実家の周囲は薄暗かった。海岸近くの実家は入り組んだ路地の奥にあり、狭い平坦地に小さな民家が密集している。互いの軒先がくっつきそうな家々に明かりが乏しいのは、隣近所のほとんどが空き家か、または高齢者の住まいだからだ。

駅にも程近いこの地域はかつての中心街で、昭和の時代には温泉や海水浴を楽しむ家族連れから数百人規模の社員旅行まで大勢の観光客で賑わっていた。商店街の八百屋にはカゴに盛られたミカンが並び、肉屋には天城《あまぎ》山中で仕留められたイノシシがそのままの形で吊るされ、魚屋の店先には、「イルカ有りマス」と書かれた木札が立てられる。住民同士のつながりが濃く、夏の海上花火大会や神輿《みこし》が繰り出す秋祭りには、通りを埋め尽くさんばかりのおとなと子どもでごった返した。

あれだけの人と喧騒《けんそう》が、いつどこへ消えたのだろう。気づけばすっかり寂れて静まり返る街の一画、私は感傷に浸る間もなく実家の鍵を探して植木鉢の下をまさぐった。君子蘭《くんしらん》の下に予備の鍵があるはずなのだ。

無事に解錠すると真っ先に二階へ上がり、全開の窓に干されたままのふとんを取り込んだ。ガス台の鍋のみそ汁、炊飯器のご飯、郵便受けの封書や夕刊、細々《こまごま》とした父の日常を片付けながら、今さらながら高齢者のひとり暮らしの脆《もろ》さを感じた。

「俺はひとりで大丈夫」、それは父の常套句《じょうとうく》だった。実際、買い物や料理、掃除に洗濯と一通りの家事をこなし、畑で収穫した野菜を近所に配っていた。近くの共同浴場通いが日課で、温泉地ならではの良質の湯につかりながら顔なじみとのおしゃべりに興じる。裸のつきあいをする人たちは皆古くからの住民で、ツーと言えばカーと答えるような親しい関係性だ。普段の暮らしに、自然と安否確認のような仕組みがあることで、父の「大丈夫」はそれなりに裏づけられていた。

私のほうも仕事の忙しさにかまけて、その「大丈夫」に甘えていた。それでもいざ緊急事態になってみると、夜気で湿ったふとんひとつ取っても、いかに心もとないものかと痛感する。

前述したように父は携帯電話を持っていない。ちょっと近所へ出かけるつもりでの急な事故だったから、手持ちの現金は一〇〇〇円程度。クレジットカードも健康保険証も入っていないサイフひとつで入院している。

携帯電話で誰かに助けを求めることもできないし、わずかな現金では入院中に必要なものも買えはしない。父が正真正銘のひとりぼっちなら、いったいどうなっていたことだろう。

院内着やタオルはひとまずレンタルできたようだが、健康保険証に当座の現金、歯ブラシや髭剃り、ティッシュペーパー、老眼鏡に爪切りと、思いつくだけでも必要なものがいろいろある。

何十年とつづく近所づきあいは心強いが、他人はそうそう父の家には入れない。仮に入ったところでどこに何があるのか探し出すのも大変だし、そもそも父と似たような高齢のご近所さんにたやすく頼める話でもない。

帰りがけに買ったコンビニ弁当で夕食を済ませると、私は明日からの入院生活に備えて最低限のものを取りそろえた。ようやく一息ついたところで、ハッと大切なことを思い出した。父が定期的に通院していた近所の医院で受けた血液検査の結果、その用紙を探してほしいと整形外科の主治医に言われていたのだ。

もうひとつの問題、もうひとりの患者

「これまで、腎臓が悪いと言われたことはなかったですか」

カンファレンスルームで手術の説明を終えたあと、主治医はそう切り出した。

「お父さんの血液検査をしたら、腎臓の数値が悪いんですよ。T医院がかかりつけだと言うから、これまでの経過を教えてもらおうと電話したんですが、あいにく今日は受付が終わっていて、明

日は休診日のようですね。できればこれまでのデータを知りたいから、家にあるようなら手術前に持ってきてもらえないでしょうか」

つづけて白いメモ用紙に「ｅＧＦＲ」というアルファベットが書かれた。腎機能を表すもので父の数値は一七、つまり腎臓の一七％しか働いていないという。おそらくは慢性腎臓病、しかも一五を下回ると末期腎不全のカテゴリーに入ると説明されたが、そんな話はまったくの初耳だった。

「正直、あの数値では手術も迷うところなんです。ただお父さんは体力もあるし、腎機能以外には問題なさそうなので今回は実施します。でも今後、必ず腎臓専門医の診察を受けてください。おそらくそう遠くない時点で、人工透析の話が出てくると思いますよ」

教員だった父は真面目でマメなところだけが取り柄だ。新聞記事の切り抜きを保管し、些細なことでもノートに記録し、カレンダーには先の予定まで律儀に書き込んでいた。これまで受けてきた血液検査の結果や、かかりつけ医から言われた内容を忘れることはないはずだが、腎臓が悪いなどと口にしたことはなかった。

目ぼしい引き出しを開けてみたが、それらしい用紙は見当たらない。茶の間の収納棚に並ぶファイルやノートをめくり、洋服ダンスの奥までまさぐり、それでも検査用紙は見つからなかった。こんなところにもひとり暮らしの脆さが潜んでいる。

慌ただしい一日、予期せぬ展開に疲れていたが、ふとんに入ってもなかなか眠れなかった。無事に手術が終わっても以前と同じ暮らしは無理だろう。今のうちにどこかの施設を探しておいたほうがいいかもしれない。介護保険の申請も必要だろうし、早めに病院のソーシャルワーカーに相談しようか。妙に冴えた頭であれこれと考えていると、メールの着信音が鳴った。暗闇に白く浮かぶアイフォンの画面に表示されたのは、宮城県仙台市で暮らす兄からのメールだった。

四歳年上の兄はＡＬＳ、筋萎縮性側索硬化症《きんいしゅくせいそくさくこうかしょう》という難病で寝たきりだ。四八歳で発症し、二年後に人工呼吸器を装着して在宅療養をしていた。全身の筋肉が動かせなくなるＡＬＳでは、運動はもちろんのこと、食事に会話、肝心の呼吸さえも、生活上必要な一切の身体機能を失ってしまう。治療法は確立されておらず、その過酷な病態から「難病中の難病」とも称されるが、思考や感情、感覚といった脳の機能は正常だ。

だからこそより残酷で、たとえば「かゆい」と感じても、自分で掻《か》くことはおろか指先の一ミリさえ動かせない。痛い、苦しい、暑い、寒いとさまざまな感覚を訴えようにも、わずかな声さえ発せられない。筋力がなくなった体は毛布一枚の重みも受け止められなくなり、シーツの小さなシワが小石のように背中に食い込む。

兄の発病以来、身近にいる妻子はもちろんのこと、離れて暮らす父と母、私の人生も少なからず変わった。とりわけ高齢の両親は、跡取り息子である長男の難病に大きなショックを受け、おまけに遠く離れて日々の様子がわからない、電話で話すことさえできないという事実がひどく堪《こた》えていた。

母の「コロリ」は、もしかしたらその延長線上だったかもしれないが、だとしても兄の不幸が母の不幸を招いたとは断じて思いたくなかった。家族の誰かがそう思えば、それでなくても打ちのめされている私たちはあっという間にバラバラになるに違いない。

幸い、兄は重度障害者用の特殊なパソコンを使うことができた。進化するＩＴ技術の恩恵と介護スタッフをはじめとする周囲の手厚いサポートを受け、インターネットで情報収集したり、ショッピングサイトで買い物したり、友人知人とメール交換をしていた。

〈明日の手術終わったら、経過教えて〉

兄から届いたメールにはそうあった。昼間に従妹の一報を受けてから何度も状況を伝えていたが、おそらく不安ばかりが先立つのだろう。〈了解です〉と短く返信し、主治医から言われたもうひとつの問題、「腎臓」の件は伝えなかった。

それでなくてもせん妄だの抑制だのと、不安につながる話があったのだ。まずは手術が無事終わり、その後の経過が順調であることが最優先で、私はつい緊張する体をほぐそうと暗闇の中で何度も寝返りをした。

もう入院は懲り懲りだ

手術は無事終わり、心配されたせん妄もなく、術後二日目からリハビリがはじまった。

「まずは自分でベッドから車椅子に移動してください」

若い理学療法士はさも簡単そうに言い、「いやぁおっかない、そんなことしたら痛いよ」と尻込みする父を補助しながら手際よく車椅子に座らせた。

今後のリハビリに備えて室内用のスニーカーを用意するよう言われ、私は買い物ついでに院内の医療相談室に立ち寄ろうと考えた。完全看護とはいえ、実際は何度となく家族の出番が求められる。たくさんの書類への署名からはじまり、入院生活に必要なものをそろえたり、医師や看護師から説明を受けたり。驚いたことに「家族が毎日病院に来て、洗濯物を持ち帰る」、そんな話も聞かされた。

父は院内着やタオル、紙オムツなどの一式をレンタルしたが、患者によっては私用のパジャマやスウェット姿で入院生活を送っている。院内のコインランドリーを利用できる場合は自分で洗濯できるが、そうでなければ家族が汚れ物を引き取りに来るという。

最初は耳を疑ったが、入院の数日後にはその理由が理解できた。「アメニティセット」と呼ばれるレンタル用品の寝巻欄には、「甚平・ゆかた・介護つなぎのいずれか」とある。父は甚平を選んでいたが、格安ビジネスホテルの備品のような薄っぺらの素材でいかにも寒々しい。冷暖房で一定の温度に保たれているとはいえ、ベッド上でふとんを掛けていないときには何かしら羽織るものが必要だろう。

とはいえ羽織るものを用意すれば、今度は汚れたときにどうするかという問題を考えなくてはならない。あちらを立てればこちらが立たず、ともかくは医療相談室で相談してみることにした。

「父はひとり暮らしで、入院生活をサポートできるような人は近くにいないんですが、どうしたらいいでしょうか」

対応してくれたソーシャルワーカーに尋ねると、いかにも慣れた様子でうなずいた。

「そういう方は多いから大丈夫ですよ。必要なときはナースコールを押して看護師を呼んでください。お父様が私たちに相談したいという場合でも、看護師からちゃんと伝えられますから心配無用です。ご家族はできる範囲でサポートしてもらえればいいんです」

不安や困り事を抱える家族にとってはありがたい対応だ。けれどもその後の入院生活は、ソーシャルワーカーの言葉どおりにはいかなかった。

一旦自宅へ戻った私が一週間後に訪れると、個室から六人部屋に移された父は壁際のベッドで眠っていた。無精髭が浮く口元は生気がなく、胸元がはだけた甚平型の院内着には何かの食べこぼしなのか点々とシミがついている。

「お父さん、来たよ」と声をかけるとパッと目を開け、「ああ、おまえ、忙しいのに悪いねぇ」と言う。カーテン越しの隣の患者を気にしてか小さくかすれた声で、わずかの間にぐんと老け込んだようだ。

テレビを見るためのイヤホンコードは丸まったまま使われた気配がない。ベッド脇の小型冷蔵庫を開けると、先日買い置いたペットボトル飲料の大半が残っている。

「飲んでないの？　水分とらないとダメだって言われてるでしょ」

看護師からの注意事項に「水分摂取」とあったから、手の届く冷蔵庫にめいっぱい入れておいたのだ。けれども父に言わせると、「あんまり飲んでも、オシッコの交換を頼まなくちゃならない」とか、「それを飲み切っちゃうと、自分じゃ買えないから」とか、要は看護師の手を煩《わずら》わせることへの遠慮があった。

そんなことになるのではと懸念していたが、やはりそうだった。父は人に頼るのがとにかく苦手なのだ。自分では身動きできないわけだから頼るしかないのだが、戦時下に小中学生で、「欲しがりません、勝つまでは」の軍国教育を受けたからなのか、我慢が美徳のように考えている。

それを見越してソーシャルワーカーにも頼んでいたのだが、人手不足の現場では細かいところに手が回らないのもやむを得ないのだろうか。

「いつごろ退院できるかなぁ。もう入院は懲り懲りだ」

まだ車椅子を使っているのに、父は自宅に帰りたがった。その後も一週間置きに訪ねるたび、回復途上だというのに退院したいと言い張った。「ひとり暮らしなのに、そんな体で家に帰れるわけないでしょ」と諫《いさ》めながら、父がそう言うのも無理からぬ気がした。

一日一回のリハビリの時間を除き、カーテンで覆われた狭いベッドしか居場所がない。同室の若い患者はスマホで動画を見たり音楽を聴いたりしているが、携帯電話も持たない父は天井を見ながら過ごすばかりだ。売店で新聞や雑誌を購入するよう勧めても、「看護師さんに頼むのは悪い」と尻込みする。高齢かつ歩行が不安定な父のような患者は、単独での移動を禁じられているという。

せめてテレビくらいは見るようにと有料カードを渡しても、「お金がもったいない」とめったに使わない。高台にある病院からは町並みを一望できたが、壁際のベッドにいる父には景色はおろか、その日の天気さえわからなかった。これでは精神的に滅入《めい》る一方だろう。

しばらくして歩行器での単独移動ができるようになると、父の退院熱はますます高まった。すでに市役所で介護保険を申請し、介護事業所との契約も結んでいたが、認定結果が出るまでには一ヵ月ほど待たなくてはならない。担当のケアマネジャーに相談すると「見なし」、つまり認定されることを想定し、先行してサービスが受けられるという。

結果、父は主治医の退院許可を取りつけ、予定を繰り上げて入院から一ヵ月半後に自宅へ戻ることになった。

ヘルパーなんか来なくていい

八七歳、独居、大腿骨頸部骨折、慢性腎不全の疑い、そんな父に認定されたのは「要支援二」だった。介護保険は要支援一と二、要介護一から五までと要介護度に応じて受給できるサービスが異なる。「要支援」は介護予防サービスと介護予防・生活支援サービス、「要介護」の場合は介護サービスを利用する。身体的介護に関する認定基準の概要は次のとおりだ。

- 要支援一　日常生活の能力は基本的にあるが、身の回りのことをするのに一部介助が必要。
- 要支援二　要支援一の状態から能力が低下し、なんらかの支援や介護が必要。
- 要介護一　食事、トイレ等は自分でできるが、入浴等に一部介助が必要。立ち上がり等が不安定。
・要介護二　トイレ、入浴等に一部もしくはすべて介助が必要。起き上がりが自力で困難。
・要介護三　トイレ、入浴、着替え等で全介助が必要。起き上がり、寝返りが自力で困難。
・要介護四　トイレ、入浴、着替え等、多くの行為で全介助が必要。
・要介護五　生活全般にわたって全面的な介護が必要な状態。意思伝達も困難。

父に認定された要支援とは、「要介護状態にならないよう予防する」のが目的だ。ヘルパー派遣やデイサービス利用など受給できるサービスを「介護予防サービス」、そのためのケアプランは「介護予防計画」と言い、「介護サービス」が受けられる要介護認定に比べてサービス内容が乏しい。認定結果を知ったケアマネジャーは「お父様の状態なら、要介護が出てもおかしくないと思うんですけど……」と複雑そうだったが、私も同じ気持ちだった。

介護保険の認定は居住地の市区町村に申請書を提出後、次のような判定基準が適用される。

・調査員の訪問による認定調査　本人や家族に対し、七四項目の質問に対する聞き取りが行われる。
・主治医の意見書　主治医が本人の病気やケガの状態についての意見を記したもの。特定の主治医がいない場合は、市区町村が指定する医師の診断を受ける必要がある。
・一次判定　認定調査で聞き取った七四項目の回答を、コンピューターが自動的に判定する。
・二次判定　一時判定の結果、主治医の意見書、特記事項（訪問による認定調査には盛り込めなかった特別な事情など）をもとに、保健、医療、福祉の専門家で構成された介護認定審査会による審査が実施される。

調査員の訪問による認定調査は入院中に行われ、私も立ち会った上で、今後の父の日常生活に困難が予想されること、ひとり暮らしであること、大腿骨骨折だけでなく慢性腎不全の疑いもあることなどを詳細に訴えた。

実際にひとりでは買い物にも行けない状態なのだから、当然その生活実態が反映された認定が下ると思っていた。それでも要支援、つまり日常生活の一部は介助が必要と思われるが、ほとんどのことは自分でやりなさいというわけだ。

ケアマネジャーは居宅介護という、自宅での生活を中心とした介護予防計画（要介護の場合は介護計画）を作成した。ヘルパーによる週に二回・各一時間の生活援助、週に一回・半日のデイサービス利用、トイレの手すり、歩行用の杖、介護用ベッドのレンタルという内容だ。

たったそれだけ？　正直なところ落胆した。決してケアマネジャーの責任ではなく、介護保険で使えるサービスには限度額があるのだ。

限度額とは、介護サービスを受ける際に介護保険から支給される金額の上限を意味する。要支援、要介護の区分ごとに上限額（区分支給限度額）が決められており、それを超えると全額自費になってしまう。要支援二の場合、一ヵ月あたりの支給限度額はおよそ一〇万円だ。

たとえばヘルパーによる生活援助があった場合、そのうちの一〜三割が自己負担となり、残りが介護保険でカバーされる。仮に一回三〇〇〇円で一割負担なら当人は三〇〇円を支払い、二七〇〇円が介護保険から支給される。そのため、限度額を設けて過剰なサービスが受けられないようになっている。

ヘルパーの訪問回数やデイサービスの利用頻度を増やし、限度額いっぱいまで使うことは可能だが、急にショートステイ（施設への短期入所）を利用するとか、介護用品のレンタル数を増やすとか、そういう余地がなくなる恐れもある。そもそもサービスが増えるほど自己負担分も増えるわけで、利用者本人の経済状況も考慮しなくてはならない。

こうした事情で、父はひとまず必要と思われる介護予防サービスを受けることになったのだが、感謝するどころか何かと不満を口にする。「俺はひとりで暮らせる。ヘルパーなんか来なくていい」、「他人が家に入ってくれば気を遣う」、そんなふうにせっかくのサービスにやたらと文句をつけるからたまらない。

私にすれば週に二回の生活援助でも足りないと思える。一回あたり一時間だから、スーパーに往復する買い物か、またはトイレと台所の掃除くらいでおおかた終了時間だ。むろんヘルパーは限られた時間内で精一杯の仕事をしてくれるが、一方の父にとっては自由を邪魔される面倒な時間という解釈になる。ひとりで買い物に行けなくても、洗濯や掃除が行き届かなくても、自分の好きなように暮らしたほうが楽だと言いつづける。

ケアマネジャーを交えて話し合ったが、父は自分の主張を曲げなかった。互いの妥協案を探った結果、サービス開始からわずか二ヵ月で、ヘルパーの訪問回数は週に一度となってしまった。

初診の不運

「お父様がヘルパーなんか来なくていいと言うのは、それだけ順調に回復されて、自信が出てきたということでしょう。今は無理強いするよりもお父様の考えを尊重し、今後困り事ができたらヘルパーの訪問回数を増やすなどしてもいいと思います。相談いただければ、いつでも柔軟に対応しますので」

ケアマネジャーはそう言って、父の言動に苛立つ私を励ましてくれた。もっとも「回復」はそのとおりで、骨折した足をかばいながらもできる限りの家事をこなし、近くの理髪店に行ったり、町内会の会合に出席したりと行動範囲を広げていく。しばらくすると「家の風呂は狭くて入った気がしない」と言い、入院前の日課だった共同浴場にも通い出した。

そんな中、入院時に主治医から勧められた腎臓の専門医による診察の日がやってきた。父が入院していたのは地域医療の要とされる総合病院だ。伊東市の人口は約六万五〇〇〇人、伊豆半島の市町村の中では最大の住民を有するが、それでも市内の総合病院はこの一ヵ所しかない。おまけに腎臓内科は、週に一日だけ外部の専門医が外来診療を担当するという。完全予約制のため、退院から二ヵ月を過ぎてようやく順番が回ってきた。

当の専門医は、診察室に入った父と私に検査データを示しながら切り出した。

「人工透析って知ってますか。数値的にはもう準備段階だから、血管シャントの造設手術をしたほうがいいですね。市内には手術のできる病院はないから、市外の大きな病院に紹介状を書きますよ。いつごろ入院したいとか、希望はありますか」

前振りもなく、いきなり「希望」を聞かれた父の顔が強張《こわば》った。専門医というからには、腎臓がどのような状態でどういう理由で人工透析が必要なのか、そもそも人工透析とはなんなのか、まずは説明するのが先だろう。

言葉に窮する父を見かねて、私が横から口をはさんだ。

「先生、これまで父は腎臓が悪いとは思ってなくて、急に人工透析と言われても事情がよくわからないんですが……」

「ああそう、じゃあこの冊子あげるから、よく読んで次の診察までに考えてきて」

人工透析を解説した小冊子を手渡しながら軽い口調で言う医師に、父はおもむろに切り返した。

「いやぁ、私は人工透析なんてやりたくありません。近所の野田さんも、昔の同僚の松下さんも透析やってたけど、みんな死んじゃいましたよ。週に何日も病院で機械につながれてたみたいだけど、私はそんなことまでして長生きしたくありません」

近所の誰さんが死んだなどというのは、かれこれ二〇年も前の話だ。それでも一度刷り込まれた情報に固執するのか、あるいは医療の進歩を正しく理解していないのか、藪から棒に一蹴する。

その言い方が気に障ったのか、今度は医師の顔が強張った。机の上のパソコンになにやら打ち込んだあと、父を正面に見据えて憮然《ぶぜん》とした表情を見せた。

「人工透析をやりたくない、長生きしたくないってことですね。じゃあもう診察の予約は入れなくていいってことかな？　ここは透析をやりたい人が来る場所だし、先々の予約も詰まってるの。透析やらないんだったら、もう来なくてもいいですよ」

あまりの言葉に驚いた。病態や治療方法に何の情報も持たないうちから、正しい選択ができる患者などいない。健康自慢で生きてきた父にとっての人工透析は思いがけない難解な話であり、医師との対話を繰り返しながら理解を深めていくべきものだろう。それをたった数分の初診の場で「やりたくないなら、もう来なくていい」とは、医療者としての資質を疑いたくなる。

怒りに熱くなる私と違い、父のほうはあっさりと椅子から立ち上がった。

「もう来なくていいんなら、よかったです。先生、今日はどうもありがとうございました」

医師に向かって頭を下げると、笑顔を見せて診察室をあとにする。どうやら父は自分の状態がたいしたことない、だから「来なくていい」ことになったと勘違いしている様子だ。

実際、体のどこかが痛いとか、動くのもつらいとか、これといった自覚症状がないわけで、医師に突き放されたことをむしろ喜んでいるようだ。

八七歳という父の年齢を考えれば、人工透析という選択が必ずしもよい結果をもたらすとは限らない。血液透析なら週に三回、一日六時間を病院で過ごすことになり、さまざまな合併症も予想される。なによりこれまでと同じ生活は不可能だろうから、「来なくていい」のをこれ幸いと受け取る気持ちはわからなくもない。

それにしても、と私は複雑な感情を抑えられなかった。専門医というからには相応の診察があるだろうと見込み、メモを取るためのノートを用意していたが、ほとんど白紙のままだ。そのぶん手渡された小冊子を読めばいいのかもしれないが、医療に関して素人の私が、どんなふうに父に説明、あるいは説得をすればいいのだろう。

当の医師に救われ、信頼を寄せる患者もいるだろうが、少なくとも父にとってこの出会いは不運だった。どのような選択をし、それに基づいてどんな準備をすればいいのかという具体的な道筋を失い、なにより専門医が「来なくていい」と言う以上、自分は医療につながる必要がない、そう思い込んでしまったからだ。

自殺するみたいであり得ない

「人工透析　しない」、「人工透析　高齢者　非導入」、「人工透析　拒否　余命」、「末期腎不全ターミナルケア」、私はそんなキーワードで数えきれないほど検索をした。仕事柄この手の作業はお手のものだが、一般向けのサイトから国立国会図書館の所蔵資料まで調べても、目当ての情報がヒットしない。「非導入」や「拒否」を入力すると、それによってどんな悲惨なことになるかを解説したものばかり出てくる。たとえばこんな内容だ。

〈腎機能が低下し、保存的治療でも対処が難しいと判断されると、医師からは、透析や腎移植などの腎代替療法を勧められます。もしも、ここで医師からの勧めを拒否し、透析や腎移植をしないままでいると、腎機能低下にともなう症状や合併症はさらに悪化していきます。水分・塩分の排泄《はいせつ》ができなくなってくると、肺に水が溜まって呼吸困難に陥ったり、老廃物がさらに体に溜まることによって、ひどい吐き気をもよおしたり、意識障害を起こしたりするようになります〉

——家族と考える慢性腎臓病サイト・腎援隊より引用——

医師からの勧めを「拒否」すれば深刻な状態に陥る、だから早めに人工透析を導入しなさいというのだが、それでも拒否したい場合にはどうすればいいのだろう。呼吸困難や意識障害に陥りながら、ひとり苦悶《くもん》して死ぬというわけにもいかない。

検索した情報の中に、わずかながら「人工透析を拒否したケース」があった。読売新聞の医療・健康・介護サイトyomiDr.（ヨミドクター）の『糖尿病悪化、人工透析を拒否し納得の上、亡くなった……これも患者の選択なのか？』というコラムだ。著者は多摩ファミリークリニック院長の大橋博樹医師で、自分の患者が人工透析を拒否した経緯を紹介している。概要は次のとおりだ。

患者は八二歳の男性、糖尿病の合併症として腎機能が低下し、人工透析が必要になった。ところが当人は「俺は絶対に透析はやらないよ。あんなのやるくらいなら死んだほうがマシだ」と拒否の意向を示した。その際の気持ちを大橋医師はこう綴っている。

〈私は愕然《がくぜん》としました。透析を行った場合のメリットとデメリットについては、時間をかけて丁寧に説明しました。（中略）週三回病院のベッドで治療を受けるのは、確かに大変なことです。しかし、透析治療を受けた方がはるかに充実した毎日を送ることができると私は信じていました〉

愕然とした、透析治療のほうが充実した毎日を送れると信じていた、その言葉からは患者の「拒否」がいかに想定外なのか、医療者としての困惑が伝わってくる。大橋医師はこうつづける。〈「透析を受けないなんて、自殺するみたいでありえない」と私は必死になって彼を説得しました。（中略）腎機能が極度に低下したら人工透析をする。医師としてはあたり前過ぎるほどの選択なだけに、繰り返し説得しても拒否を続けるのが理解できませんでした〉

自殺するみたいであり得ない、これこそ医師のスタンダードな思考なのだろう。何度説得しても通じない、救える手段があるにもかかわらず拒否されるのは、まさに「自殺するみたい」で許しがたいことなのかもしれない。

患者の態度に業を煮やした大橋医師は、男性の妻に面談して人工透析を勧めるよう依頼する。ところが妻は「夫の好きなようにさせてほしい」と言い、同じく拒否の意向を示した。これに対して大橋医師は〈本人も本人なら妻も妻だと、この夫婦に怒りの感情すらわき上がってきた時でした〉と率直に吐露している。

情報化社会の情報の乏しさ

大橋医師の〈怒りの感情すらわき上がった〉という言葉を目にしたとき、先の腎臓専門医のことが思い浮かんだ。憮然とした表情で「来なくていい」と言ったのは、もしや大橋医師と同様に「怒り」がわき、医師として許しがたい感情があったのかもしれない。

だからといってもう少し適切なコミュニケーションはあっただろうし、実際に大橋医師の場合は患者の意向を尊重し、「透析をしない場合の医療」を提供しようと努力している。だが、そこには大きな壁が立ちはだかった様子だ。

〈彼の決断を受け入れると、私には次の課題が突きつけられました。透析をしない患者さんの尿毒症治療の経験はなく、文献やガイドライン等で治療法を調べてみました。しかし、書いてある治療法は「直ちに人工透析を行う」という記載ばかりで、透析をしない場合の治療法がわかりません。（中略）教科書には、医師の立場から見た最善の方法は書いてあっても、患者さんそれぞれの選択に対するケアについては、ほとんど書かれていないということを改めて実感しました〉

世界中の情報に容易にアクセスできる時代、医療者ならではの専門的な情報を入手できる立場にもかかわらず、大橋医師は「人工透析をしない場合の治療法がわからない」と述べている。大学病院の腎臓内科の医師にも相談しているが、彼らも透析を拒否した患者の情報が乏しく、明確な回答を得られていない。

それでも大橋医師は通院から在宅医療に切り替え、試行錯誤しながら妻とともに患者の看取りを行った。男性は自宅で安らかに旅立ったというが、一連の文章からはハッピーエンドより、むしろ先行きの不安が膨らむばかりだった。

大橋医師は心ある、すばらしい医療者だろう。それでも反面では、そういう医師がいなければ、患者それぞれの選択に応じた医療の提供は極めてむずかしいということだ。人工透析をしない選択が現実の医療の場ではいかにイレギュラーかを痛感し、暗澹《あんたん》たる気持ちになる。

父が人工透析の拒否を貫いた場合に備えるため、私はさらに情報収集に努め、さまざまな方法を模索した。医療や介護に関する書籍と資料を読み漁る中、こんな記述が目に留まった。鹿児島市にある在宅医療専門のナカノ在宅医療クリニック院長・中野一司医師が『介護保険が危ない！』（岩波ブックレットNo.１０２４）に寄稿したものだ。

〈在宅医療を経験して思うことは、従来の病院医療（病院内医療）と在宅医療（病院外医療）は根本的に、文化・哲学が違うということです。治すことを目的とした病院医療に対し、在宅医療は病院の外の、その人の生活を支える医療です〉

中野医師は病院医療をキュア志向、つまり治す医療だとし、在宅医療をケア志向、支える医療だと解説する。父のように積極的な治療を望まない場合には病院外で、その人らしい生活を支えてもらえるような道を探せばいいということだ。一方で中野医師はこうつづける。

〈ケア志向の在宅医療も、患者さんの在宅での生活が成り立って初めて成立します。その患者さ

んの在宅での生活を支える介護を提供する制度が、介護保険制度です。すなわち、介護保険なしに、在宅医療は成立しません〉

人工透析を拒否した患者を看取った前出の大橋医師にせよ、在宅医療を専門とする中野医師にせよ、「家に来てくれる医者」がいるだけではその人らしい生活は支えられない。中野医師が〈介護保険なしに、在宅医療は成立しません〉と断言するとおり、ケアマネジャーやヘルパー、訪問看護師などさまざまなケアスタッフとつながること、あるいはそのための要介護認定を受けることが大前提なのだ。

先に述べたとおり、当時の父は要支援二だった。週に一度、ヘルパーによる一時間の生活援助があるだけで、残りは自分で賄《まかな》わなくてはならない。これから腎不全による病状が進行し、おそらく多くの不都合が生じるだろう。ひとりで歩けなくなったり、ご飯が食べられなくなったり、次第に衰え、死に近づくことは間違いない。

それでも在宅医療を利用し、より介護度の高い認定が下りれば、過剰な病院医療や延命措置とは無縁のまま、自分らしい生活を送ることができるだろう。

私はそう考えて先行きに光明《こうみょう》を見出したが、現実はまるで違った。医療も介護も、父の生活を支えるどころか、利用することさえできなくなったのだ。

第2章　介護保険が打ち切られた

噛み合わない会話

大腿骨骨折による歩行の不安定さは、時間の経過とともに順調に回復した。とはいえヘルパーによる生活援助は週に一度、全般をカバーするには程遠い。私は仕事をやりくりし、往復六時間をかけてたびたび実家通いをしていたが、退院から半年後にまたも緊急の電話があった。今度は介護事業所からだ。

「お父様が共同浴場で倒れ、救急搬送されました。床に頭を打ちつけて出血があったようで、こちらの事務スタッフが病院に駆けつけ診察に付き添っています。軽症とのことなので、治療が終わり次第、ご自宅までタクシーに同乗してお送りします」

近くに出張中だった私は予定を切り上げ、電車に飛び乗って実家へ急行した。付き添ってくれたスタッフに礼を言い、診療費とタクシー代の立て替え分を支払う。倒れた共同浴場は住民専用の回数券で利用するため、父はサイフを持っていなかった。前回の救急搬送時もそうだったが、この手の高齢者は誰かしらの助けがなければどうにもならない。

茶の間に入ると、頭部の傷をステイプラー（医療用ホッチキス）でふさがれた父が青白い顔で座っている。目と目が合うと、いかにもバツが悪そうに話し出した。

「今日はお湯が熱かったんだよ。そんなに長湯はしてないのに、風呂から上がろうとしたらふらふらーっとなっちゃって。ちょっと頭をぶつけたくらいだけど、まわりが大騒ぎして救急車なんか呼んじゃって……」

天然温泉の共同浴場は地域住民の憩いの場だが、一方で設備の老朽化が激しく湯温が安定しない。今日は熱かった、だからふらふらとなったというのが言い分だが、病院で渡された検査データを見る限り相当な貧血状態で、それは腎不全の進行が原因と思われた。

「貧血を起こしたのは、腎臓が悪くなっているからだって、病院で言われなかったの？」

救急搬送されたのは大腿骨骨折で入院し、腎臓専門医の診察も受けた総合病院だから、当然情報は共有されているだろう。父はうなずき、頭部外傷の治療をした医師に指摘されたことを認めたが、つづいて見当違いのことを言い出した。

「俺は腎臓が悪いからT医院に通いますって、今日の医者にちゃんと言ってきたよ」

T医院は実家近くにある小さな診療所だ。「内科、外科」を標榜《ひょうぼう》し、高齢の医師が診察に当たっている。父は十年来かかりつけにしていたが、定期的に血液検査を受けていたにもかかわらず、腎臓病についての説明や対応は一切なかった。そんな診療所に通ったところで何のプラスにもならないはずだが、当人の考えは違う。

「ずっとT医院に通ってるんだし、近所だから行かなきゃ申し訳ないよ。内科なんだから、腎臓病だってちゃんと診てくれるさ」

昔の町医者、子どもから老人までどんな病気もオールマイティに診るような古いイメージに縛られる父は、現代の細分化された医療を理解していなかった。おまけに近所のしがらみ、同年齢かつ医師という立場の人への畏怖《いふ》の念が強く、別の病院に通うことを裏切り行為のように捉えている。

「T医院に通っても無駄だよ。人工透析をするかしないかは置いといても、とにかく別の、もっとちゃんと診てくれる病院に行かなくちゃダメだって」

私は手元のタブレットに腎臓内科を有する病院の一覧を表示し、父の鼻先に突きつけて声を荒らげた。ところが父は「へへへぇー」と薄ら笑いをし、自分流の解釈を示す。

「行ったこともない病院なんかより、T医院のほうが俺のことをよくわかってる。専門だのなんだのって検査ばっかりやられて、入院しろとか、人工透析やれとか、バカみたいな話だ。俺はT医院に通うと決めたんだし、あっちのほうがいい医者だよ」

怒りよりも情けなさが込み上げた。四〇年近い教員歴があり、それなりの知見や社会性もあるはずだと思っていたが、まったく話が嚙み合わない。

「私、仕事の途中で駆けつけたんだよ。介護事業所のスタッフだって、ほかの仕事よりお父さんを優先して病院に付き添ってくれたんでしょ？　そうやっていろんな人に世話になってるから、なんとかひとりで暮らしていられるわけよ。自分勝手なことばかり言ってないで、もう少し聞く耳……」

「うるさいっ、黙ってろ！」

私の言葉が終わらないうちに、父は雷を落とした。先ほどまでの青白い顔がいっそう白くなり、唇がわなわなと震えている。

「俺はもう寝る。おまえは帰れ！」

「帰れって、頭を打ったのに、ひとりでなんかあったらどうするのっ。朝になったら死んでましたって、そんなことになるよ！」

私も荒々しく返しながら、診察時に渡されたという注意書き、「頭を打った患者さん、ご家族の方へ」をテーブルに叩きつけた。〈脳の中で少しずつ出血している場合は、症状が出るまでに時間がかかることがあります〉と記載され、〈意識の変容、吐く、頭痛、手足の動きがおかしい、けいれん〉などと具体的な症状がある。

父は眉間《みけん》を寄せて一瞥《いちべつ》したが、無言のまま立ち上がると奥の和室に置かれた介護ベッドに服のままもぐり込んだ。「ちょっと、お父さん」、「まだ話終わってないよ」、あれこれ声をかけても一切無視し、いかにも不貞腐《ふてくさ》れたように背を向けている。

こんな態度を取る人が自分の親か、そう思うとつくづく失望してしまう。携帯電話、運転免許の返納、ピンピンコロリ、ヘルパーへの文句……、父に対する苛立ちはいくつもあったが、これまで以上に怒りがわき、黒々とした感情が込み上げる。

もう死んじゃえばいいのに、喉元まで出かかった言葉をかろうじて飲み込んだ。私は疲れた体に鞭打ちながら帰路につき、中座した仕事先へお詫びのメールを送った。

フリーランスの身には有休も休業補償もなく、その上信用を失っては死活問題だ。こんなふうに仕事や自分の生活を犠牲にしながら、それがいつまでつづくのだろうと、早くもくじけそうだった。

高齢者には便利が不便

何事もなく頭部の傷が治癒すると、父は言葉どおりT医院に通いはじめた。先方の医師には腎機能が低下している旨を伝えたが、これまでと同様に血圧とコレステロールの薬を出されただけだという。

そんな診察ではますます死が近づくだけだと苛立ちが募るが、一方で父がT医院を選ぶ理由も察するようになった。昔ながらの診療所であるT医院は、紙の診察券を受付に出し、順番がくれば名前を呼ばれる。診察が終われば同じ受付で会計し、薬の処方箋をもらって隣の薬局へ行く。一連の流れは、父にとって勝手知ったるものなのだ。

大腿骨骨折で入院、腎臓専門医の診察を受けた総合病院はカード式の診察券を自動受付機に入れ、タッチパネルで診療科や予約の有無を選択する。加えて総合受付と診療科受付があり、目的の診療科で再度診察カードや予約票を出さなくてはならない。

各診療科前の電子掲示板には、順番が近づくと受付番号が自動表示される。受付後、すぐに順番がくるならともかく二、三時間待ちはあたりまえ。いつどこに自分の番号が表示されるのか、うっかりすると待っている間に受付番号を忘れてしまう。血液検査やエックス線撮影も然りだ。会計時には会計専用の精算機に診察カードを入れ、表示された金額を投入する仕組みだ。現金かクレジットカードか支払い方法を選択し、領収書や診療明細書、薬の処方箋も機械から出てくる。要は自動化と機械化が徹底し、おそらく規模の大きな病院はどこも似たようなものだろう。

総合病院を訪れるたび、父は「さっぱりわからん」と困惑し、「俺ひとりじゃ、来たくても来られないよ」とぼやいた。携帯電話も持たず、せいぜい銀行のATMくらいしか使えない父にとっては迷宮のようなのだ。

世間が当然と考える便利さが、父のような高齢者にはむしろ不便だ。総合病院に限らず、スマホの操作、スーパーやコンビニの自動精算、駅の自動券売機、さまざまな機械化に乗り遅れた人たちは、父と同じように「さっぱりわからん」と困惑しているに違いない。

父が毎日視聴するNHKのニュースさえ、アナウンサーが「詳しい情報を知りたい方は、画面右上のQRコードを読み取ってください」と言う。

「QRなんとか？　それはなんだ？」

気になった情報は逐一メモする父は、ペンを握る手を止めて私に尋ねる。

「スマホで読み取ると、もっと詳しいニュースがわかるんだって」と答えると、いかにも残念そうに首を振った。

「なんでも機械じゃ、俺みたいな年寄りは生きていけないよ。ひとりでがんばりたいけど、困ったなぁ……」

そう、父はひとりでできることをしたかった。誰かの手を煩わせることなく、私の仕事を邪魔することなく、可能な限り自分の力で生活しようと考えた。だから昔ながらの、勝手知ったるT医院を選んだのだ。

ヘルパーによる通院介助は自費？

父の立場になってみると、T医院へ通いたいという気持ちは十分理解できた。それでも今後を思えば、はいそうですかで済ませるわけにもいかない。現に共同浴場で倒れ頭部にケガを負い、それは腎不全の進行を意味していたから、そう遠くない時期になんらか専門的な医療につながることは確実だ。

とはいえ専門的な医療を求めれば、それだけ規模の大きな病院へ通うことになり、父がひとりで受診することは無理だろう。ならば私が付き添えばいいのだが、ほかに頼れる家族がいない父は、だからこそ負い目を感じているようだった。

多忙な仕事を抱える娘が新幹線で往復する。予約があるにもかかわらず何時間も診察を待ち、貴重な時間を奪ってしまう。自分が積極的な治療を望むのならともかく、むしろ「コロリ」を望むのに、わざわざ付き添いを頼むのは迷惑だろう、そんな気持ちが透けて見えた。

実のところ私のほうもスケジュール調整に苦労していた。「次の診察は〇日」と言われても、その日は地方での講演会など、どうしても休めない仕事が入っていたりする。

例の総合病院には、プロの介助者らしき人に付き添われて診察を待つ高齢者が散見された。私はケアマネジャーに、父の診察時はヘルパーの付き添いを頼めないかと連絡した。

「すべて自費になりますが、いいですか」

思ってもみない言葉に驚いた。週に二度だったヘルパーによる生活援助を一度に減らしたから、どう考えても残りの枠はあるはずだ。

「介護保険で受けられるサービスはたいして使ってないのに、どうして自費なんですか」

電話越しのケアマネジャーは、申し訳なさそうに声を落とした。

「お父様は要支援二で介護予防サービスを利用し、訪問介護を受けています。現在は週に一度ヘルパーが訪問していますけど、訪問介護では自宅以外でヘルパーの介助を受けることはできないんです」

訪問介護とはその名のとおり、自宅や有料老人ホームなど「利用者の住んでいる場所」を訪問した上で実施される。訪問介護のサービスは、着替えやオムツ交換などの身体介護、家事や手続き代行などの生活援助、さらに通院時の乗車・降車介助に分けられ、父はこのうち生活援助を受けていた。

「仮にお父様がタクシーで通院するという場合には、ヘルパーが乗車や降車のお手伝いをすることはできます。でも、一緒にタクシーに乗って病院へ行き、診察に付き添うことは自宅以外でのサービスです。つまり訪問介護ではないので介護予防サービスは使えず、自費でご利用いただくことになってしまいます」

ケアマネジャーの説明は丁寧だったが、一方で疑問もわいた。

「病院でヘルパーらしき人に付き添われている高齢者をよく見ますけど、それならあの人たちはみんな自費なんですか」

率直に尋ねると、ケアマネジャーは「個人ごとの正確な事情はわかりませんが……」と前置きした上で、考えられるケースを教えてくれた。

ひとつは特別養護老人ホームなどの介護施設に入居している高齢者だ。契約事項に「通院介助」が含まれている場合には、施設の介護スタッフなどが通院時の付き添いをしてくれる。

もうひとつは要介護一から五の要介護認定を受けている高齢者で、「通院介助が必要」というケアプランが作成されているケース。たとえばひとりで歩くことが困難で車椅子を利用している場合、通院先でのトイレ介助や診察ベッドへの移動介助が必要になる。これらの理由でヘルパーの同行が必要だと判断されれば介護保険を利用でき、自費にはならないという。

「実際には要介護認定を受けている方でも、個別の状態が厳しく判断され、ヘルパーによる通院介助が認められない場合もあるんです。ましてお父様のような要支援の介護予防サービスではまず認められません。申し訳ありません」

自分の責任ではないにもかかわらず、ケアマネジャーはいっそう声を落とした。世の中には介護保険や介護サービスを救世主のように考える人もいるだろうが、現実はそう甘いものではない。
厚生労働省の『老計第一〇号　訪問介護におけるサービス行為ごとの区分等について』という通知では、介護保険が適用される「通院介助」や「外出介助」は、次のような業務だと規定されている。

・声かけ・説明→目的地（病院等）に行くための準備→バス等の交通機関への乗降→気分の確認→受診等の手続き

・（場合により）院内の移動等の介助

規定の内容以外の業務は、原則として訪問介護での通院介助は実施できないが、「場合により」というあいまいな表現で病院内での介助が認められる場合もある。たとえば認知症の高齢者で歩行には問題ないが、診察内容や会計処理が理解できず介助が必要な場合などで、個別のケースごとに判断が異なってくる。

仮に通院介助が適用されても、病院への往復にかかる交通費は付き添いのヘルパー分も利用者が負担する。ヘルパーの介助を受けながらバスや電車で移動すれば、自分の料金とヘルパーの料金は当然自費だ。こんなふうに介護保険の適用は複雑であいまい、繰り返しになるが必ずしも救世主とは言えない。

「自分のため」に使えないお金

「では自費として、だいたいどれくらいの費用がかかるんでしょうか」

通院時には往復の移動だけでなく、診察待ち、医師の診察や検査、会計などと相当な時間を要する。

「半日でざっと一万円程度だと思われます」

私が新幹線利用で自宅と実家を往復する交通費とほぼ同額、仕事を休まずに済むのなら安いと思えたが、また別の問題があった。

「ヘルパーが利用者さんの自家用車に乗って事故などに遭うと困るので、ウチの事業所では通院時にタクシーを利用いただくことになっています。そのぶん、ご負担が増えてしまって申し訳ないんですが……」

ケアマネジャーの説明には納得できたが、「タクシー」と聞かされてはヘルパーによる通院介助はまず無理と思われた。父が受け入れるはずがない。

ＡＬＳで闘病中の兄への経済援助、孫の教育費や親戚との交際費など、父は自分以外の人に使うお金は惜しまない。一方で自分の生活は質素倹約を旨として、私からはドケチと見えるほど慎ましかった。

スーパーの特売日や特価品以外の買い物は「高い」と決めつけ、亡き母の残した肌着を「まだ着られる」と自分用にしている。携帯電話も持たず、車は二〇年も乗ったオンボロ軽自動車。猛暑日のエアコンさえ「電気代がもったいない」と渋るくらいだから、タクシーと聞いただけで一蹴するのは目に見えていた。

それでも後日、ケアマネジャーから聞いた自費の件を伝えてみると、案の定、取り付く島もなかった。

「そんなことまでして大きな病院に行く必要なんかない。俺はT医院に通ってるんだから、それで十分だ」

「お父さんの気持ちはわかるけど、もっと具合が悪くなったらどうしたって大きな病院に行かなくちゃならないよ。そのたびに私が付き添うっていうわけにもいかないし」

「別におまえなんか来なくていい。俺は誰の世話にならなくてもひとりでちゃんと暮らせるんだから。ほっといてくれ」

いつものように会話が嚙み合わず、父は次第に声を荒らげてしまう。なるべくこちらの真意が伝わるようにと、私は別の切り口で話を振った。

「お父さんは長年真面目に働いて、せっせとお金を貯めたよね。本当に立派だと思うし、尊敬してるんだよ。ただ、あの世にお金は持っていけないんだし、このあたりで少しくらい使ったっていいじゃない？　自分のお金を自分のために使って、楽してほしいのよ」

低姿勢で伝えてみると、父も素直にうなずいた。こちらの思い通りの返答を期待すると、妙にしんみりした口調になった。

「俺もなぁ、この年までがんばってきたんだし、せいせいと自分の金を使いたいさ。だけどなんでかなぁ、どうしても使えないんだよ。我ながら困っちゃうなぁ……」

どこかしら寂しげで、悲しそうだった。肩を落とし、伏し目がちになる父を見て、この世代の人たちが歩んできた人生に「今の基準」を当てはめることのむずかしさを痛感した。

おそらく父に限らず、自分のためにお金を使えない高齢者はたくさんいるのだろう。あくまでも質素で、倹約や貯蓄を良しとし、子どものために、あるいは孫のために尽くすことしか道を知らない。

本当に子どものためを思うのなら、それこそ自分のために自分のお金を使ってくれたほうがいいのだが、そもそも存分に、自由に消費する経験のないまま長い年月を生きてきたのだ。

「贅沢《ぜいたく》は敵だ」という軍国教育が沁み込み、戦中戦後の物不足の時代を経たからか、包装紙やビニール袋、穴の空いた靴下さえ取っておこうとする。おまけに小学校卒業と同時に親元を離れた父は、農家だった母方の親戚宅から中高大学へと通っている。表向きは「進学のため」という理由だったが、働き手の男性が軒並み戦地に駆り出されたり、戦死したりしていたため、体のいい労働力として酷使されたようだ。

ずいぶん前に「修学旅行にも行けなかった」と聞いた記憶があるが、多感な時期に経験した忍耐が心底染みついているのだろう。そういう父に「お金を使え」と言ったところで、すんなり従うはずもない。

「まったく、俺は自分が情けないねぇ。子どものころは散々牛や馬の世話をして、おとなになってもゴルフもパチンコもやったことがない。たいしてうまいもんも食わずに、こんな年まで生きちゃって……」

私は返す言葉を失ってしまった。遠くを見るような父の表情に胸を衝《つ》かれ、単にドケチと見ていた狭量さを今さらながら恥じた。

ご近所さんのシビアな目

父のようなひとり暮らしの高齢者には、ご近所とのつきあいが欠かせない。ゴミ捨てついでの立ち話、回覧板を手渡しながらの世間話、おかずのおすそ分けだのなんだのと日常の中に自然と交流の機会があり、同時に見守りとなっている。とりわけ共同浴場での住民同士のつきあいは、地元の情報交換から裸を見せ合う際の体調確認まで、大切な憩いと見守りの場になっていた。

父が共同浴場で倒れ救急搬送されたことは、あっという間に広がった。実家近くを歩く私に、「お父さんの具合はどう?」、「娘さんも心配だね」、そんなふうに声をかける人も少なくなかった。

今後も似たようなアクシデントが起こり得ることを思えば、近隣への挨拶や事情説明が必要だ。私はひとまず共同浴場を運営管理する地元の自治会役員を訪ねた。祭典で使う神輿などと同様、共同浴場は地域住民の共有財産で、各町内会から選出された役員が運営委員を務めている。

「いつもお世話になって、ありがとうございます。先日は父が倒れてご迷惑をおかけし、申し訳ありません。お陰様でたいしたことなく済みました」

菓子折りを手渡しながら頭を下げると、役員は困ったような作り笑いを浮かべた。

「たいしたことなかったのはなによりだけど、お父さんはまた浴場に来てるみたいだね」

やはりそう来たか、とヒヤリとした。いくら止めても、父は相変わらず共同浴場通いをしている。「家の風呂は狭い」、「温泉のほうが体にいい」、「みんなとしゃべらないとボケちゃうだろ」、そんな理由を口にして、自分の行動を変える気はさらさらなかった。

そういう父を温かく見守ってくれる人は多かったが、たとえ親しい近所づきあいでも一枚岩とは言えない。「危なっかしい年寄り」を敬遠する人もいるだろうし、尾ひれのついた噂話をおもしろおかしく吹聴する人もいるだろう。おそらく運営側にもなんらか話は伝わっていて、役員の作り笑いからは内心の困惑が透けて見えるようだった。

「家のお風呂に入るよう何度も言ってるんですが、どうしても温泉がいいと言い張って」

「そりゃそうでしょう。やっぱり広いお風呂でさ、みんなとしゃべりながら入るほうがいいに決まってるよ」

意外にも好反応だ。ヒヤリとした感情がうれしさに変わったが、つづいた言葉で再びヒヤリとなった。

「このへんじゃ、広い風呂のある施設もたくさんあるでしょ。地域のおじいさん、おばあさんはどんどん施設に入ってるよ。お宅のお父さんはひとり暮らしだし、娘さんも遠くに住んでてそうそう来られないって聞いてる。お金もあるのに、どうして施設に入ってもらわないの？」

返す言葉を探しあぐねて、今度は私がぎこちない笑いを浮かべる。それでも役員の言葉には、自分自身思い当たることがあった。

八年ほど前、我が家の数軒先にひとり暮らしの高齢男性が住んでいた。真冬に下着姿で通りを徘徊したり、早朝に近所の家の玄関チャイムを鳴らしたりする。我が家もチャイムを鳴らされたことがあり、玄関を開けるといきなり部屋に上がり込んで「ドロボーがいる、警察を呼んでくれ」と大声を上げた。

どこかでぶつけたのか額に青アザがあり、骨ばった手指がブルブルと震えている。認知症が疑われたが、男性が介護を受けているのかはもちろん、こうした際の連絡先がどこなのかもわからなかった。

どうしたものかとうろたえていると、壁のコルクボードに貼られた巡回カードが目に留まった。近くの派出所の警察官が地域の巡回パトロールで立ち寄った際に残したもので、〈お困り事がありましたら、いつでもご連絡ください〉と電話番号が書かれている。

男性をなだめてソファーに座らせ、記載の番号に電話して事の次第を告げた。ほどなく警察官が来宅し、「おじいちゃん、ドロボーがいるんだって？　おまわりさんが退治するから、一緒におうちに行きましょう」と声をかける。どうやらこの手の対応に慣れている様子だ。

怯えた様子から安心の表情に変わった男性は、警察官に付き添われて自宅へ戻ることになった。玄関先まで見送ると履き物もなく、裸足で駆け込んで来たようだ。

「おじいちゃん、裸足で家まで歩ける？　おまわりさんが先にお宅に行って、履き物を持ってこようか」

警察官は優しく言い、男性に先んじて出て行った。サンダルを手に戻ってくると、「家の中も相当ひどいですよ」と耳打ちした。そのとき私はこう思った。どうして施設に入らないんだろうと。

もしも男性の家族と顔を合わせる機会があったとしたら、はっきりと口には出さないにせよ、なぜ施設に入れないのか、危ないじゃないか、心の奥ではそうつぶやいたに違いない。

近所づきあいや地域の見守りと言ったところで、おのずと限界はある。むしろ近所だからこそ、厄介事《やっかいごと》が自分に降りかかることを恐れ、危なっかしい年寄りにシビアな目を向けたくもなるだろう。だから役員の言うことには一理あるし、もしかしたらご近所さんたちの本音のところを代弁しているのかもしれない。

先の男性は警察官に連れられて自宅に戻ったが、その後どうなったのかははっきりしない。しばらくすると男性宅は空き家になり、さらに一年ほど経って取り壊され、若いファミリー向けの建売住宅が完成した。

義母の認知症介護を振り返る

男性の一件で思い出したのは、かつて介護した義母のことだ。

二世帯住宅で暮らした義母とは、同居とはいえ互いに距離を置いていた。早くに夫と死別した義母は独立心が強く、一方の私は仕事中心の不出来な嫁だ。必要以上に干渉せず、どちらもその関係性を良しとしていたが、ある夏、義母の居室から大量のゴキブリが発生した。

留守中にこっそり様子を窺《うかが》うと、六畳の和室と洋室、それにキッチンを備えた居室は見るからに雑然としていた。服や下着が散乱し、食べかけの総菜や果物、汚れた食器がそこかしこに散らばっている。

どうしたものかと思ったが、許可なく片付けるわけにもいかない。形だけでも嫁という立場では注意もできず、「見なかったこと」にしてそのままやり過ごした。

その後も次第におかしな様子が増えていった。洗濯物を干す日が少なくなり、ゴミの収集日にもゴミ出しをする気配がない。さすがに心配になって何度か声をかけたが、その都度「大丈夫」と言われてはそれ以上の関わりもむずかしい。

しばらくすると、共用していた浴室から尿臭や便臭がするようになった。義母の入浴後に確かめると洗い場で排泄した跡があり、排水口に大便が残っている。これはもう看過できないと夫に相談し、夫婦で地域包括支援センターに出向いて介護申請をした。

認知症と診断され、要介護三の認定が下りたが、義母の状態は坂道を転がるように悪化した。その場にないものを「見える」と言い、「アンタがお金を盗んだ」、「ご飯を食べてない」などと大騒ぎを繰り広げる。私が作り置いた食事を廊下にぶちまけ、使用済みの紙オムツをベッドや押し入れに隠し、そうかと思うと「お母さん、お母さん」と昼夜を問わず私の後にくっついて離れようとしない。

デイサービスやショートステイを利用しながら在宅介護をつづけたが、私はほとんど仕事ができなくなった。ケアマネジャーを通じて施設入所を申請し、およそ一年の待機期間を経て特別養護老人ホームへの入所が決まった。

安堵したのも束の間、ほどなく夫と私は離婚する。おまけに込み入った事情を抱えた夫は、一人息子ながら「母親の面倒を見ることができない」と言ってきた。

施設と入居者は契約を交わすことになっており、費用の支払い保証人や緊急時の身元引受人が必須条件だ。それらを負える夫側の親族も見当たらず、やむなく私が義母、正確には他人となった元義母を支えていくことになった。

義母は国民年金と民間の個人年金を受給していたが、施設の入居費をカバーするには到底足りない。その不足分に加えて、二人の息子との生活費や教育費を得るために、私は昼夜を問わず働いた。

経済的には苦労したが、一方で得るものも多かった。ひとつは思う存分仕事ができる、要は自分の人生を生きていけることだ。あのまま在宅介護をしていれば、単に仕事ができないというだけでなく、取引先との関わりは薄れ、将来への展望を失っていただろう。

支離滅裂な言動を繰り返す義母への苛立ちや憎しみが募れば、暴言、暴力といった高齢者虐待さえ起こり得た。それは義母を傷つけるだけでなく、私の人生まで台無しにすることにほかならない。

一方で義母にしても、施設入所によって救われた面は多かったと思う。むろんさまざまな制約があり、自宅と同じように生活することはできない。それでも義母との面会に出向くたびに、プロの介護者ならではのスキルや気遣いが感じられた。

施設では入居者の誕生日会など、月に何度もイベントがあった。ボランティアによる合唱や演劇、華道や書道などの習い事、お弁当を持っての遠足、ファミリーレストランでの食事会、納涼盆踊りやクリスマス会なども催された。

花が好きだった義母は華道が気に入り、ファミリーレストランでハンバーグを食べてご満悦だ。認知症特有の問題行動が消えたわけではなかったが、面会する私を穏やかな表情で迎え、一緒に懐メロを歌ったり、誕生日会で振る舞われたケーキを食べたりした。

亡くなる三年ほど前からはシワだらけの手を合わせ、私を拝むようになった。

「お母さんは神様みたいな人だよ」、「お母さん、これから幸せになるんだよ」、そう言いながら童女のように笑ってみせる。私はなぜだか涙がこぼれ落ち、かけがえのない絆を得られたような幸福感に包まれた。それは義母の人柄から生まれたものかもしれないが、少なくとも私にとっては施設がなければ到達できない感情だった。そう考えれば在宅介護が幸せで施設は不幸といったステレオタイプの思考にはなりようがない。

例の役員に言われるまでもなく、私は父の施設入所をずいぶん前から想定していた。大腿骨骨折で入院していたときには、退院後に自宅へ戻らず施設へ入所するよう勧めたこともあった。

だが、実際の入所となるといくつもの壁が立ちはだかった。たとえば父は要支援二、つまり

「要介護」と認定されておらず、入所条件に該当する施設が限られていたのだ。

高齢者向け施設とは

介護が必要になったら施設に入る、子どもの世話になりたくないから老人ホームで生活したい、そんな老後プランを立てる人は多いだろう。一方で施設に対して漠然としたイメージしかなく、具体的な特徴や入所条件を理解していない人もいる。「施設」と一口に言ってもさまざまな種類があり、大きく分けると「介護保険施設」、「福祉施設」、「民間施設」が存在する。概要は66〜67ページの表のとおりだ。

各施設の入所費用はさまざまだが、一般的に介護保険施設である特別養護老人ホームなどは公的補助があるため費用が安く、民間の有料老人ホームでは高額の場合が多い。レストランや大浴場、トレーニングジムなどの設備を備えた有料老人ホームでは入居一時金が数千万円、毎月の入居費用総額が五〇万円超といった施設もある。

経済的な面だけでなく、介護・看護職員の配置基準や看取り対応、医療的措置などにも施設ごとの違いがある。たとえば特別養護老人ホームでは「三：一配置」、つまり要介護者三名に対し介護・看護職員が一名配置され、施設内での看取りを行う場合も増えている。

退院後の要介護者が在宅復帰を目指すために入所する介護老人保健施設では、「三：一配置」

に加えて医師やリハビリ専門職が常勤。介護医療院（旧介護療養型医療施設）は一般的な病院に併設されている場合が多く、痰の吸引や胃ろう、経鼻栄養といった医療的措置が可能だ。そのため慢性疾患で寝たきりの高齢者や重度の認知症高齢者にも対応する。

一方、民間施設である有料老人ホームやサービス付き高齢者向け住宅、グループホームでは、介護職員の配置基準や看取り対応などが施設ごとに異なっている。二四時間体制の介護付き有料老人ホームでも看取りをしなかったり、医療的措置が不可だったりする場合も少なくない。

また、「三：一配置」よりも手厚い介護職員を配置している有料老人ホームでは、別途料金として「上乗せ介護費」が請求される。施設によってはオプション料金が設定されており、週三回の入浴規定で四回を希望する、規定回数以上の通院介助を依頼する、特別な生活支援サービスを受けるなどの場合には追加の費用が請求されることもある。

施設抑制、在宅介護推進

こんなふうに民間施設では入所後に追加費用が生じるなど複雑な料金体系になっていたり、営利目的で福祉的な精神に欠けていたり、運営企業が倒産して入居一時金が返還されなかったりするリスクも否定できない。さまざまな条件を踏まえ、公的補助がある特別養護老人ホームなどへの入所を希望する人は多いが、一方で「入所待ち」が常態化している。

厚生労働省の『特別養護老人ホームの入所申込者の状況』によると、二〇二二年度時点での入

介護保険施設

名称	施設の概要	対象者
特別養護 老人ホーム （特養）	自治体や社会福祉法人が運営し、日常生活の介護や介助、機能訓練などが受けられる公的施設。認知症にも対応し、看取りまで行う施設も増えている。	要介護三以上
介護老人 保健施設 （老健）	医療機関を退院後に在宅生活への復帰を目指すための公的施設。特別養護老人ホームの待機に利用するケースも多い。医師や看護師、リハビリ専門職が配置されている。	要介護一以上
介護医療院 （旧介護療養型 医療施設）	長期療養が必要な要介護高齢者のための介護体制が整備された施設。認知症や看取りにも対応する。法改正により、介護療養型医療施設（二〇二三年末に廃止予定）から転換して新設された。	長期療養が 必要な 要介護者

福祉施設

名称	施設の概要	対象者
ケアハウス	諸事情により在宅生活が困難になった高齢者向けの施設。入居者の所得に応じて公的補助があるため、低所得でも入居しやすい。「一般（自立）型」と「介護型」がある。	一般（自立）型 自立～要介護 介護型 要介護

民間施設

名称	施設の概要	対象者
有料老人ホーム 住宅型	民間事業者が運営する施設。食事、趣味活動、リハビリなどが充実し、看護師が常駐している施設もある。介護が必要な場合、地域や施設の関連事業者の介護サービスを個別に契約して利用する。	自立〜要介護
有料老人ホーム 介護付き	民間事業者が運営する施設。食事、趣味活動、リハビリなどが充実し、看護師が常駐している施設もある。介護が必要になった際には二四時間体制で施設の職員の介護を受けながら生活できる。	自立〜要介護
サービス付き高齢者向け住宅(サ高住) 一般型	安否確認と生活相談サービスを提供する施設。介護が必要になった際には外部の介護事業所と契約の上、在宅介護サービスを利用する。多くの場合は賃貸契約。	自立〜要介護(要介護度は軽い)
サービス付き高齢者向け住宅(サ高住) 介護型(特定施設)	居室や設備などの基準を満たし、都道府県から「特定施設入居者生活介護」の指定を受けた施設。スタッフが常駐し、介護サービスや生活支援等を受けることができる。	自立〜要介護
グループホーム(認知症対応型共同生活介護)	認知症の高齢者が、常駐するスタッフの介護や生活援助を受けながら生活する施設。入居者共用のキッチンやリビングが備えられ、家庭的な雰囲気がある。	要支援二、要介護一以上

※「自立」は介護保険の要介護認定で「非該当」となっている人

所待機者は約二五万三〇〇〇人。入所は原則要介護三以上だが、在宅介護等がむずかしい事情があり特例入所の対象となっている要介護一～二の待機者を加えると約二七万五〇〇〇人に上る。東京都などの首都圏では待機者一〇〇〇人以上の特別養護老人ホームも多く、入所まで数年待ちといったケースも珍しくない。

介護人材不足も深刻化している。厚生労働省の『二〇二五年に向けた介護人材にかかる需給推計について』では、団塊世代がすべて七五歳以上の後期高齢者となる二〇二五年には、介護人材が三七万七〇〇〇人も不足するという推計が報告されている。

そもそも国の方針が、施設を抑制し在宅介護を推進する方向へと進んでいる。厚生労働省内に「在宅医療・介護推進プロジェクトチーム」が設置され、在宅や家族が拠点となる介護を推し進めようとしているのだ。

理由として挙げられるのは財政難や介護人材不足、ノーマライゼーション（高齢者や障害者などを施設に隔離せず、健常者と一緒に助け合いながら暮らしていく社会構築）などだ。特に財政難は喫緊《きつきん》の課題であり、社会保障費の増加を食い止めるために公的な介護施設の新設や拡充は抑制されている。

たとえば全国に約一三〇〇ヵ所ある介護療養型医療施設は二〇二三年度末に全面廃止される。同施設は高齢者が長期にわたって医療やリハビリテーション、介護を受けられるもので、特別養護老人ホームへの「入所待ち」などにも利用されている。

とはいえ、実際には介護療養型医療施設の待機者からして多い。つまり「入所待ちをする施設に入ることさえ待たされる」という状況だが、すでに廃止が決定しているため二〇一二年以降は新設されていない。

代わって二〇一八年の法改正で創設された介護医療院への転換が予定されている。介護医療院は「重篤な身体疾患を有する方や身体合併症を有する認知症高齢者の方等に長期療養等を行う」ことを目的としているため、要支援の高齢者が利用することはできない。

また、要介護一～五と認定されていても入所できるとは限らない。医療的措置の必要性が高く重度の認知症があるなど、「要介護度が高い」と認定された高齢者が対象となる見込みで、実際の入所基準には不透明な部分も多い。

厚生労働省の『介護分野をめぐる状況について』（二〇二〇年）によると、六五歳以上の介護保険被保険者は二〇〇〇年の二一六五万人が二〇一九年には三五二八万人と一・六倍に増加した。

さらに要介護（要支援）認定者数、介護サービス利用者数も大幅な増加となっている（70ページの表参照）。

要介護（要支援）認定者の介護保険サービス利用を見ると、在宅サービス利用者が施設サービス利用者よりはるかに増加している。二〇一九年時点で在宅サービスを利用する三七八万人の中には、施設への入所を希望しながら叶わない人や、「入所待ち」をしている間に亡くなってしまう人もいるだろう。

前述したように公的補助のある特別養護老人ホームは原則要介護三以上、医療的措置が受けら

	2000年4月末		2019年4月末	
65歳以上 被保険者の増加	2,165万人	➡	3,528万人	1.6倍
要介護（要支援） 認定者の増加	218万人	➡	659万人	3.0倍
在宅サービス 利用者数	97万人	➡	378万人	3.9倍
施設サービス 利用者数	52万人	➡	95万人	1.8倍

れる介護医療院は重度の認知症や要介護度が高い高齢者が対象と、いずれも狭き門だ。要介護一や二、あるいは要支援であっても日常生活に困難を抱える高齢者は少なくないが、そうした人たちの入所には高いハードルがあると言わざるを得ない。

買えなかった「安心」

いずれかのタイミングで父の施設入所を想定していた私は、当然ながら「入れそうな施設」を探すことからはじめた。とはいえ要支援二という介護認定のため、「要介護者」を対象とした介護保険施設は除外するしかない。

さらに低所得や認知症ではないため、ケアハウスやグループホームもダメだ。サービス付き高齢者向け住宅は基本賃貸で、一般型の場合には外部の介護サービスを利用する。要はわざわざ賃貸に入居しなくても、持ち家の自宅でこれまでの介護事業所から介護サービスを受ければいい。

残りは有料老人ホーム、相当な費用が必要だ。教員だった父の年金や貯蓄と照らし合わせ、有料老人ホーム専用の検索サイトで情報収集した。ところが「空室」がある施設は乏しい。「現在三室入居可」といった表示を見つけて詳細を確認すると、入居一時金が二〇〇〇万円、毎月の入居費が四〇万円～、そんな調子で目玉が飛び出そうだ。

ようやく適当と思われる有料老人ホームが見つかり、父には内緒で見学を申し込んだ。住宅型で全個室、食堂やレクリエーション室のほかに、温泉の大浴場まで備えられている。入居一時金は五〇万円、毎月の入居費用は二二万円ほど、これならピッタリだと期待が膨らんだ。

実家に滞在中、「買い物に行く」とウソを言ってひとり施設に出向いた。真新しい建物内は、ビジネスホテルのように廊下の両側に個室のドアが並んでいる。案内担当のスタッフの誘導でモデルルームに入ると、まさにビジネスホテルのシングルルームのようだ。

トイレと洗面所が備えられた居室には、介護ベッドやテレビ、電子レンジ、洋服ダンスが並んでいる。ベッドの上には緊急コールボタンがあり、緊急時にはスタッフが駆けつけると説明された。

「こちらはモデルルームですので家具や家電がありますが、実際にはお部屋に入れるものはすべて入居者様にご用意いただきます。食事は選択制で、食堂で召し上がっていただいてもいいですし、ご自分で購入したお弁当やご家族の差し入れをお部屋でという形でも結構です。食費は注文された分だけの請求になります」

入居者向けのパンフレットをめくりながら、施設での具体的な生活が少しずつ伝わる。スタッフによると、住宅型のこの施設は、いわばワンルームの賃貸アパート。必要な家具や家電はすべて自分で用意した上で入居し、居室の光熱費や食費は各自が消費分に応じて負担する。

「介護が必要な場合はどんな対応をしてもらえるんですか」

大事なポイントを尋ねると、意外な言葉が返ってきた。

「入居者様が個別に介護事業所と契約し、必要に応じてヘルパーさんの訪問介護を受けたり、当施設に併設のデイサービスをご利用いただいたりします」

施設の常勤スタッフは直接的な介護をせず、二四時間の見守りや毎食の提供、生活相談や緊急時対応が主な業務だという。施設に入ればいつでも介護が受けられて安心、そう考えていた私は途端に意気消沈した。加えて温泉の大浴場も自由に利用できないという。

「おひとりで入浴されて事故があると困るので、ご自身でヘルパーさんを手配して介助を受けるか、またはデイサービスを契約されてその時間内に介護スタッフ見守りの上でご利用いただくか、いずれにせよ好きな時間におひとりでお風呂に入ることはできません」

認知症だった義母の介護経験から施設での生活にさまざまな制約があることはわかっていたが、「住宅型」の有料老人ホームなら自立度の高い入居者が多く、そのぶん自由度も高いと考えていた。だが具体的な説明を受けるほど、思い描いていたことと乖離《かいり》していく。

要は外出や外泊、食事の選択や居室内での自由がある一方、個別にヘルパーを手配したり、見守りのある中での行動しか許されなかったりする。掃除や洗濯は基本ヘルパーに依頼し、居室内での調理もできない。施設は自然豊かな場所にあったが、窓は密閉されて外気を取り込むことも不可能だった。

「住宅型なら、もう少し自由に生活できると思っていたんですが……」

本音を漏らすと、スタッフはいかにもという感じでうなずいた。

「そう言われる方は多いです。やはり施設ですから、これまでの生活と同じというわけにはいきません。制約を受け入れて、代わりに安心を買う、そんなところでしょうか」

安心を買う、確かにそうだろう。これまでと同じ暮らしを望む父の気持ちはもっともだが、腎不全の進行に伴う体調悪化を考えれば確実に誰かの助けは必要で、結局のところ生活を変えざるを得ない。あれこれと制約はあっても、それを上回る安心があるからこそ施設に入所する人がいるわけで、私の気持ちは再び施設入所に傾いた。

「父は末期腎不全と言われていて、今後人工透析をする可能性もあります。もしもそうなった場合には、こちらの施設から週に三回通院することになりますが、どういう対応をしてもらえるんでしょうか」

肝心の話が後回しになったが、これこそ一番のポイントだ。ところがスタッフの顔はたちまち曇った。

「人工透析ですか……。なるほど、うーん……」

言葉を濁しながら手元のスマホで電話をかけ、相手となにやら話し込んでいる。しばらくして電話を切ると、戸惑い気味にこう言った。

「施設長に確認したところ、人工透析などの医療依存度が高い方のご入居はお断りするとのことです。申し訳ありません」

あっけない幕切れに力が抜けた。病気があるから、ひとりでの生活がむずかしくなるだろうから、施設入所を考えたのだ。父を説得し、それなりの資金を用意し、新しい暮らしのために家具や生活用品をそろえる、そんなシミュレーションはたちまち崩れてしまった。

よりによって門前払い……、これまでの努力が水泡に帰すような心境で父の待つ実家へ戻った。

施設と医療的ケア

糖尿病患者のインシュリン注射、がん患者の疼痛《とうつう》コントロール、胃にチューブから栄養を補給する胃ろう、痰の吸引、人工的に肺に酸素を送る人工呼吸器、人工肛門や人工膀胱《ぼうこう》に取りつけるストーマ交換、導尿や尿道カテーテル交換、在宅酸素療法、褥瘡《じょくそう》（床ずれ）の処置。

これらは医療行為で医師や看護師などの有資格者が行う。痰の吸引や経管栄養（胃ろうなど）は特別な研修を受けた介護職員が行ったり、糖尿病のインシュリン注射を自己注射（患者本人が自分に注射する）したりするケースはあるが、いずれにせよなんらかの医療行為が必要な高齢者は入所できる施設が限られる。

二四時間体制で看護師が常駐していたり、医療機関に併設されているような介護施設では医療依存度が高い高齢者を受け入れる場合が多いが、実際に提供可能な医療行為は施設ごとに異なっている。たとえば胃ろうの高齢者の受け入れは可能だが、がん患者の疼痛コントロールは不可といったようにさまざま規定されている。

私が見学した先の住宅型有料老人ホームでは、一部の医療行為のみ個別に訪問看護師を手配した上で受け入れ可とのことだった。とはいえ、父のような要支援認定では訪問看護師の利用回数が限られている。

仮に週三回の人工透析を受けるとなった場合、透析自体は外部の専門病院に通院するとしても、日常の健康管理や体調不良時の医療的措置などが必要だ。そう考えると看護師などの医療スタッフが常駐する施設のほうが適当ということになる。

毎日提供される食事についても考慮しなくてはならない。糖尿病や腎臓病などは塩分、水分、血糖値などを調整した食事療法が必要だ。入居者それぞれの病態に合わせた食事を提供してもらうには、管理栄養士のいる施設のほうが好ましい。

高齢になるほど通常の食事が摂れなくなる場合も多い。そのため普通食、刻み食、ペースト食、流動食などと調理方法を変えてもらえるかどうかも重要だ。

日常的に服薬している高齢者の場合、薬を飲み忘れるとか、一度に大量に飲んでしまうとか、服薬拒否といったトラブルも起きやすい。服薬介助や服薬管理は介護職員が行えるが、施設内で「薬の誤配」、つまり本来服薬すべき人の薬を別の人に渡したり飲ませてしまったりする事例も報告され、厚生労働省が注意喚起通知を出している。

施設入所を考える際、どうしても「介護体制」に重きを置きがちだ。けれども実際には、医療行為や栄養管理、毎日の服薬介助などの医療的ケアが受けられるかどうかが見過ごせない。加えて終身介護、つまり亡くなるまで施設内でケアを受けられるか、看取りを行ってもらえるかなども重要な検討項目だ。

日本人が一生のうちにがんと診断される確率は男性六五・五％、女性五一・二％（国立がん研究センター・二〇一九年データに基づく）、二人に一人がいずれかのタイミングでがん患者となる。一〇〇〇万人が「糖尿病が強く疑われる者」として推計（厚生労働省・二〇一六年）され、父と同じような慢性腎臓病患者は一三三〇万人という推計（日本腎臓学会・二〇一八年）が報告されている。こんなふうになんらかの病気を持つ高齢者は極めて多く、介護のみならず医療的ケアを受けられる施設が望まれる。

一方で、前述のように医療的措置が受けられる介護療養型医療施設は二〇二三年度末で廃止、あらたに創設された介護医療院の入所基準は厳しい。医療機関と連携していたり、看護師が常駐する民間の有料老人ホームは費用が高く、オプション料金が別途請求されたりする。

医療依存度が高くなると、施設側から「強制退去」を求められる場合もある。特別養護老人ホームでは三ヵ月以上の入院で原則退去。一部の民間施設では継続した医療行為が必要になったり、認知症の悪化で他の入居者とのトラブルが頻発したり、自傷行為があったりすると退去を求められる。

また、強制、あるいは自己都合での退去の際に「原状回復」の費用が請求される場合もある。

入居していた部屋の家具や家電の撤去、経年劣化以上に汚れた壁紙の改修費などの負担を求められることもある。

施設入所を検討する際にはこうした条件に加え、介護体制、医療的ケア、看取り、経済面などさまざまな要素を検討しなくてはならない。候補の施設を見学したり、スタッフから詳細な説明を聞いたりすることも大切だ。

実際の入所時には契約事項や重要事項説明書を確認し、家具や生活用品などの準備品をそろえ、元の住居の電気やガス、電話などの契約見直し、場合によっては住民票を移す。要は引越しと同程度の労力が必要となる。

キーパーソンの心は揺れる

振り出しに戻った私は、あらためて施設入所に関する情報を収集しながら、人工透析の高齢者を受け入れる施設を探しはじめた。ところがその矢先、思わぬアクシデントに見舞われた。私用で運転中に赤信号無視の車に衝突され救急搬送、そのまま入院する羽目になったのだ。

腰椎《ようつい》圧迫骨折と頸椎《けいつい》捻挫、下肢打撲で全治三ヵ月と診断された。病院のベッドで身動きできないまま、かろうじて仕事先へのメールを送り、当面の休業を伝えた。つづいて息子を父のもとへ行かせ、事故の事情説明と今後の相談を頼んだ。とはいえ訪問介護や通院介助、施設探しなど私が気を揉んできたことを、肝心の私抜きで話し合えるはずもない。

介護の世界では「キーパーソン」という言葉が使われる。要介護者を支える中心人物とか、家族の代表者といった意味合いで、介護が必要になった高齢者の生活全般、意思決定を補助する責任者だ。言うまでもなく父のキーパーソンは私だったが、肝心の人間が寝たきり状態ではどうにもならない。

病室では携帯電話の使用が禁止されており、父やケアマネジャーに直接連絡することもできなかった。ようやく車椅子での移動が許可されると、談話室から真っ先にケアマネジャーに電話した。

「お父様のことは心配せず、まずはご自身の治療に専念してください」

ケアマネジャーはそう言うと、ヘルパーによる訪問介護の回数を増やすことを提案してくれた。願ってもない話で早速依頼したが、数日後には残念な報告があった。

「ヘルパーの訪問回数を増やしましょうと言ったんですが、お父様に拒否されてしまって。それならデイサービスの利用回数を増やすのはどうかとお伝えしたんですが、こちらもイヤだと。当分は娘さんが来られないし、心配されているからといろいろ説得したんですが、おひとりでなんでもできるとおっしゃるんです」

動けるものならすぐにでも実家に駆けつけ、父を怒鳴りつけてやりたい衝動に駆られた。それでなくても突然の交通事故で、心身ともにダメージを受けている。大破した車は廃車、予定していた講演会やメディア出演は軒並みキャンセル、むろん取材や原稿執筆もままならない。全治三ヵ月の重傷で後遺症の心配もあるし、これまでと同じように動けるのか、いつになったら本格的に復帰できるのか、思い悩むことは山ほどあるのだ。

ケアマネジャーとの電話を切って病室のベッドで悶々とするうち、「人に人は変えられない」、そんな言葉がふと浮かんだ。まだ駆け出しのライターだったころ、取材で訪れたカウンセラーから聞いたものだ。

当時は多忙な週刊誌の現場で、夫婦や親子問題の取材に追われていた。取材する人たちは家族関係の不満や悩みを抱え、なんとか相手を変えたいと訴える。そこでカウンセラーのコメントを入れて記事を構成しようとしたのだが、予想外の言葉が返ってきた。

「あの人がもっとこうだったらいいのに、この人にこう変わってほしい、そんなふうに悩んでも無駄ですよ。同じ人間が人間を変える、自分が自分以外の人を思い通りにすることなんてできるわけない。人に人は変えられないんです」

バッサリ言われてうろたえた。そんなコメントでは読者の救いにも参考にもならない。取材ノートを広げたまま固まっていると、カウンセラーは見かねたように言葉をつづけた。

「でもね、自分が変わることはできるでしょ？」

相手を変えたい、そのために時間や労力を使うくらいなら自分を変えたほうが手っ取り早い。まずは自分の視点や態度を変えてみると、それまで気づかなかったことに気づいたりする。そんなふうに自分が変わることで結果的に相手も変わってくれるか、少なくとも相手のことがそれまでとは違って見える。だから変えるべきは自分、そう言われてストンと胸に落ちた。

あれから三〇年近く経つというのに、私はいまだに相手、すなわち父が変わることを望んでいる。人に人は変えられない以上、自分が変わるしかないのだが、心のどこかに「私のほうが正しい」という強い思いが渦巻いたままだ。

しばらく考え込むうちに、なるようにしかならないかな、そんな思いもわいてきた。「ひとりでなんでもできる」と言い張る父が変わるとしたら、それは私の説得ではなく、「ひとりでできない」現実が訪れたときなのだろう。ひとりで食事ができず、歩けず、起き上がれず、トイレに行けず、そんな困難を体感してようやく変わるものなのかもしれない。

だが実際にそうなれば、むろん要介護度は高くなる。大腿骨骨折で要支援二と認定されて一〇ヵ月、介護保険の更新時期が迫っていた。

介護保険が打ち切られた

二週間の入院を経て自宅に戻った私は、搬入した介護ベッドで療養する日々がつづいた。腰から背中までを覆う硬性コルセットを装着し、家の中をそろりそろりと歩く程度だ。父の様子を案じてたびたびケアマネジャーと情報交換していたが、あるとき電話口でこう言われた。

「お父様の介護保険の更新手続きのため、主治医の意見書をご用意いただきます。また、認定調査員がご自宅へ伺って聞き取り調査をするんですが、娘さんの今の体調では、やはりこちらに来られないですよね？」

初回の申請時は父が大腿骨骨折で入院中だったため、主治医の意見書は総合病院の医師が作成、認定調査員は病室にやってきて私も同席した。父に代わって独居であること、大腿骨骨折のほかに慢性腎臓病の疑いがあることなどを詳細に訴えたが、にもかかわらず要支援二という結果だった。

それを考えれば、認定調査員の訪問調査時に私が立ち会えないのは不安でしかない。おまけに現在の父の主治医はT医院の老医師だ。長年かかりつけにしてきたとはいえ、腎臓の数値が悪いという指摘もせず、適切な薬さえ出してもらえていない。

「認定調査の日に、ケアマネさんに立ち会ってもらうことはできませんか」

父がひとりで認定調査を受ければ、「ひとりでなんでもできます」などと強気の姿勢になることは目に見えている。私の代わりにケアマネジャーがいれば、おそらく強力な助っ人になるはずだ。

「そうですね。お父様に限ったことではないですが、みなさん自分のことをよく見せようとして、できないこともできるとおっしゃる傾向がありますから。私が立ち会う方向で、お父様に話をしてみます」

ケアマネジャーの協力が得られそうでひとまず安心したが、もうひとつ、主治医の意見書も気になった。介護保険の認定時には主治医の意見書が重視されると言われており、ネット上には「主治医への頼み方」を解説した情報も散見される。

私はT医院の医師とは面識がなかったが、父から聞いたところでは「愛想がない、ぶっきらぼう」。加えて高齢の医師であることを考えると、家族のほうからなにかしら頼むことを横やりのように捉え、逆効果になる恐れもある。主治医の意見書に関しては父から念入りに頼んでもらおうと、毎日のように電話して「想定問答」をした。

「お父さん、腎臓が悪くて人工透析をするかもしれない、ひとりで暮らすのは無理だって、ちゃんとT医院の先生に言ってよ。大げさに言うくらいでちょうどいいんだから」

「わかってるよ。俺は医者に共同浴場で倒れたことも話してるし、腎臓病がかなり悪くなってることは向こうも承知してる。ちゃんとした意見書を書いてもらえるように頼むから、おまえは心配しなくていい」

いつになく素直な父に安堵した。どうやら主治医の意見書も体調悪化に応じた内容になりそうだ。更新時には要支援二から要介護一や二になるか、悪くても要支援二の継続だろう、そう目論《もくろ》んでいた私に認定結果が知らされたのは一ヵ月半後だった。

「俺、介護保険が打ち切られちゃったよ」

電話越しの父の言葉に、腰が抜けそうになった。

八八歳、独居、大腿骨骨折から一年、重度の貧血で倒れて救急搬送、末期腎不全のカテゴリー、人工透析の見込みあり、そんな父が介護保険打ち切りとはどういうことか。

後日、市役所から届いたという認定通知書を私の自宅に転送してもらった。そこには無情とも思える内容が記載されていた。

介護保険　要介護認定・要支援認定等結果通知書

令和二年四月一四日　あなたが行った要介護認定・要支援認定等の申請について、介護認定審査会において次のとおり審査判定されましたので、認定し通知します。

認定結果　非該当

理由　自立と判定されたため

※あなたの心身の状況は、自立と判断されたため、介護保険によるサービスは利用できないこととなります。

※この結果は、介護認定審査会で、訪問調査の結果をもとに、コンピュータによって必要な介護の時間を推計した一時判定結果を原案として、医師の意見書や調査員が特別に記載した情報を総合的に審査し、判定したものです。

なぜこんな結果なのか、これからどうすればいいのか、私は通知書を凝視したまま怒りと不安を抑えられなかった。

第3章　コロナ禍の葛藤

八八歳、末期腎不全が「心身ともに自立」とされる

人影まばらな東京駅のコンコースは、異世界のようだった。乗車した東海道新幹線の乗客は一車両に私を含めわずか四人、見たこともない光景に背筋がひんやりする。

二〇二〇年の幕開けからほどなくして、新型コロナウイルスによる社会的混乱がはじまった。入手困難なマスクや消毒液を求めドラッグストアには早朝から長い行列、スーパーでは買い物客の入店制限が実施された。シャッターが下りた飲食店は軒並み「休業のお知らせ」が貼られ、明かりと人通りの消えた歓楽街はまるでゴーストタウンだ。

三月には全国の小中高校で休校措置が取られ、卒業式や入学式が中止になる学校が続出した。さらに四月、緊急事態宣言の発出に伴って、厳しい行動制限と外出自粛が求められることとなった。

その最中、私は実家のある静岡県伊東市に向かっていた。折しも一年前、大腿骨骨折で緊急入

院した父のもとに駆けつけた。入院時の検査で慢性腎不全を指摘され、退院後には腎臓専門医の診察を受けた。「末期」の検査数値から当然のごとく人工透析を勧める専門医は、事情が飲み込めず反発する父を見て、「もう来なくていいですよ」と憮然と言った。

専門的な医療とのつながりを失った父は、腎不全の進行による体調悪化に見舞われながらも、ヘルパーによる週に一度の訪問介護、週に一度のデイサービス、ケアマネジャーをはじめとする介護事業所の支えでなんとかこの一年を暮らしてきた。

今回の更新では要支援から要介護への区分変更が認められ、さらに充実したケアを受けられると思っていたが、あろうことか結果は「非該当」。八八歳、ひとり暮らし、末期腎不全の高齢者に対して、〈あなたの心身の状況は、自立と判断されたため、介護保険によるサービスは利用できないこととなります〉と通知された。

介護保険のサービスは利用できない、それは情報交換を繰り返してきたケアマネジャーとの関係終了を意味する。電車で往復六時間の場所に住み、多忙な仕事を抱える私にとって頼みの綱だったケアマネジャーを失うことは、砂漠で水を失うにも等しい心境だった。

一方の父も困惑を隠せなかった。「ヘルパーなんか来なくていい」と文句を言っていたはずが、いざ介護保険の打ち切りが決まると「困ったなぁ、料理も作り置きしてくれたし、機械のことにも詳しかったのに。これからどうしたもんかなぁ」と不安を口にする。機械オンチの父に代わり、テレビのリモコンの電池やファックス用紙の交換に対処してくれたヘルパーのありがたさに、遅まきながら気づいたようだ。

「デイサービスだって、せっかく仲間ができたのに。みんなでお昼ご飯を食べるのは楽しいよ。カレーがうまいし、食後にコーヒーだって出るんだから」

小学校の教員だった父は人生の大半を人間相手に過ごし、人に囲まれる環境が好きだ。狭い街ではいまだに「先生」と呼ぶ人も多く、デイサービスにはかつての保護者や元同僚もいた。家ではただの年寄りでも、そうした場ではつい先生風を吹かせて張り切ったようだ。とりわけ「歌の時間」が気に入り、音程をはずしながらも声を張り上げては周囲の笑いを誘っていたという。

「急にデイサービスに行かなくなったら、みんな心配するだろう。せめて別れの挨拶くらいしたかった」

別れの挨拶、その言葉に父の寂しさを感じ取り、「非該当」への怒りが再燃した。どういう基準で自立と判断されたのか、具体的なことはさっぱりわからない。父から転送された『介護保険要介護認定・要支援認定等結果通知書』に隅々まで目を通し、不服申し立てを考えた。通知書にはこんな記載があったからだ。

〈この決定について、伊東市に対して内容照会をした結果、なお不服があるときは、この通知書を受け取った日の翌日から起算して3月以内に、介護保険審査会に審査請求することができます〉

不服申し立ては規定の期間内に、介護保険審査会へ口頭または文書で依頼する。ただし介護保険認定結果を受けた被保険者が審査請求するのが原則、つまり私ではなく父が行わなくてはならない。

八八歳の高齢者が、行政相手に審査請求の文書を作成するのはどう考えてもむずかしい。口頭での請求も同様だろう。

交通事故で入院、腰椎圧迫骨折の重傷を負った私だったが、三ヵ月の療養期間を経てともかくも伊東市の相談機関に出向くことにした。

介護保険は、いったい誰を助けるのか

腰椎圧迫骨折の後遺症で持続する腰の痛みは、電車での移動中にますます激しくなった。脂汗がにじみ、吐き気をもよおす中、必死の思いで地域包括支援センターに辿り着いた。先の通知書には、〈介護保険の対象とならない方は、お気軽に地域包括支援センターにご相談ください〉とあったからだ。

「一年前に要支援二の要介護認定を受けた父が、今回の更新では非該当となりました。介護保険が打ち切られては本当に困るんです。不服申し立ても考えているんですが……」

応対した職員に訴えると、「お気持ちはよくわかります」と前置きした上で、思わぬ言葉が返ってきた。

「不服申し立てはお勧めできません。審査請求から結果が出るまで三ヵ月以上かかりますし、仮に結果が出ても、やはり非該当と認定される可能性が高いです」

当の職員には面識があった。そもそも一年前、父が要支援二と認定された際、この職員が正式な担当者とされたのだ。

第1章で述べたように、介護保険と一口に言っても、「要支援」と「要介護」では利用できるサービスが異なる。要支援は介護予防サービスと介護予防・生活支援サービス、要介護は介護サービスの利用が規定されており、前者は地域包括支援センターが窓口となって介護予防計画を、後者は介護事業所のケアマネジャーが介護計画を作成する。つまり父の窓口は、地域包括支援センターの担当者だった。

とはいえ地域包括支援センターはあくまでも相談窓口で、訪問介護やデイサービス利用などの実質的な支援はできない。そこで介護事業所に委託する形を取り、利用者と地域包括支援センター、介護事業所の三者で利用契約を結ぶ。こうすることで、「要介護」の人と同様、介護事業所の担当ケアマネジャーがつき、訪問介護やデイサービスなど必要な介護予防サービスがスムーズに利用できる。

非常に複雑な体系で、私自身、地域包括支援センターの担当職員よりも介護事業所のケアマネジャーのほうが断然近く、かつ頼りになる存在だった。介護保険が「非該当」となった今ではこの職員しか頼れないのだが、不服申し立てを勧めないどころか、仮に申し立てても望むような結果は得られないと聞いて驚いた。

「父は末期腎不全で、いつ何があるかわからない状態です。ひとりでの生活は厳しいのに、不服申し立てをしても認定結果が変わらないってどういうことですか」

当然の疑問をぶつけると、職員は落ち着いた口調で言った。

「確かにお父様は腎臓病で体調が悪いのだと思われます。ただ、介護保険の認定は今の状態を判断するんです。これはお父様に限った話ではなく、がんなどのご病気の方もそうですが、重い病気があったとしても、それによってどの程度の介助が必要なのか。そこが判断されるので、要介護度が低くなってしまう傾向があるんです」

介護保険の認定審査時には、認定調査員による訪問調査や主治医の意見書をもとにコンピュータでの一次判定、次に市区町村が任命した保健、医療、福祉の専門家から構成された介護認定審査会の二次判定が行われる。

このうち認定調査員による訪問調査では、全国共通の七四項目の基本調査が実施される。「身体機能・起居動作」、「生活機能」、「認知機能」、「精神・行動障害」、「社会生活への適応」の五分野と、過去一四日間に受けた特別な医療が該当項目だ。

たとえば、「寝返り」、「起き上がり」については、〈(1) つかまらないでできる、(2) 何かにつかまればできる、(3) できない〉の中から回答を選ぶ。「移乗」、「移動」、「食事摂取」、「排尿」、「排便」などは、〈(1) 介助されていない、(2) 見守り等、(3) 一部介助、(4) 全介助〉の中から当てはまるものを回答する。

「仮にがん患者さんで病気が進行している状態だったとしても、認知機能の低下や手足のマヒといった障害が生じていなければ、着替えや排泄、歯磨きや洗顔などはご自分でできたりします。

そうすると認定調査では、『介助されていない』に当てはまり、そのぶん要介護度が低いと見なされます」

職員が挙げたのは「がん患者」の例だったが、それはそのまま父に当てはまった。「生活機能」の調査項目であれば、「排尿」、「排便」、「口腔洗浄」、「洗顔」、「洗髪」、「上衣の着脱」、「ズボン等の着脱」などがひとりでできる。つまり父は「介助されていない」から、要介護度が低いことになる。

「社会生活への適応」では、「薬の内服」、「金銭の管理」、「日常の意思決定」、「買い物」、「簡単な調理」なども可能だ。

「認知機能」では、「毎日の日課を理解」、「生年月日を言う」、「今の季節を理解」、「場所の理解」などに何の問題も見られない。

「精神・行動障害」では、「被害的」、「作話」、「昼夜逆転」、「物や衣類を壊す」、「独り言・独り笑い」、「話がまとまらない」なども起きていない。

初回の申請時に父が要支援二と認定されたのは、大腿骨骨折の影響で歩行や移動などに介助が必要だったため。その後にケガが回復してひとりで移動できる、生活機能や認知機能なども問題なく介助されていない。すなわち「自立」と判断される相当な理由があり、不服申し立てをしたところで結果が覆らない可能性が高いことになる。

総合事業対象者となってから

それにしても、と私は複雑な気持ちを抑えられなかった。腎臓病や糖尿病、がんなどの患者数を合わせれば、なんらかの病気を持つ高齢者は相当数に上る。彼らが病気のせいで食欲不振となり「ご飯が食べられない」としても、それがイコール「食事摂取の介助が必要」とは認定されない。手足のマヒなど身体障害のせいでご飯が食べられないとか、認知症で食べ物を認識できずにご飯が食べられないこととは違うからだ。

重い病気があったとしても、現時点の病状や生活状況が判断基準となる。食事や着替え、排泄、寝返り、歩行、日常の意思決定などが「今のところひとりでできる」のならば、介護の必要性は低いと見なされる。だから父は「自立」なのだろう。

「今後、病状悪化により生活困難が見込まれる」とするなら、現実にそうなった時点であらためて介護保険を申請すればいい、それが職員の説明だった。

「今すぐに介護保険認定の不服申し立てをするよりも、当面は総合事業対象者としてのサービスを利用してはどうでしょうか」

はじめて耳にする言葉に、それでなくても混乱している頭がいっそうまとまらない。正式には「介護予防・日常生活支援総合事業」、生活機能が低下した人を対象に市区町村が行う介護予防事業だという。

チェックリストで生活機能の低下が認められた人を対象に、「訪問型サービス」、「通所型サービス」、「その他の生活支援サービス」を利用することができるため、これまで要支援で受けてきたものと同様の介護予防・生活支援サービスを利用できる。とはいえ、難解な仕組みにますます頭がこんがらがってしまう。

「つまり介護保険は打ち切られても、これまで父が利用してきた訪問介護やデイサービスがつづけられるということなんですか」

「チェックリストで該当者と認められればそうなります。ただし、介護保険ではなく市区町村の事業対象者となるので、利用できるサービス内容や利用時間に制限があります」

いくら職員の説明を聞いても正直要領を得なかったが、簡潔に言えば介護保険とは別の「介護予防・日常生活支援総合事業」という市区町村独自のサービスがある。この事業の対象者と認定されると訪問介護やデイサービスを利用できるが、内容や時間には制限があり、これまでとは違う形になるようだ。

結果的に父は総合事業対象者と認定され、週に一度のヘルパーによる訪問介護、週に一度のデイサービス利用が許可された。とはいえ訪問介護の時間は一回あたり四五分、デイサービスは別の施設に移って三時間までという制限つきだ。

表向きはヘルパーが来てデイサービスにも行ける、つまり介護を受けられる人のようだったが、週に一度、四五分という時間では簡単な掃除程度で終わってしまう。デイサービスもこれまでと違う「自立支援型」の施設に通うことになり、先に父が言っていた別れの挨拶もできないままだった。一年近く寝起きしていた介護ベッドは返却し、トイレの手すりも取りはずされた。むろん担当のケアマネジャーはいない。

折に触れて情報交換し、何かと頼りにしていたケアマネジャーがいないだけでなく、介護事業所による二四時間の電話対応が利用できないことも不安だった。要支援二と認定されている間は、ケアマネジャーやヘルパーが所属する介護事業所に二四時間、三六五日、いつでも連絡できるだけでなく、急なトラブルの際には事業所のスタッフが駆けつけてくれる体制だった。父が共同浴場で倒れて救急搬送された際にもスタッフが治療に立ち会ってくれたわけだが、今後はそういうＳＯＳの発信先がないのだ。

愛猫の死と父の行く末

介護体制の拡充どころか脆弱《ぜいじゃく》さを痛感する中、私はあらたな問題に直面していた。自宅で飼っている一一歳の猫が腎不全と診断されたのだ。奇《く》しくも父と同じく「末期」、しかも父以上に厳しい病状でほとんど食事が摂れない。

愛猫はキトンブルーと呼ばれる幼猫特有の青い目のころ、我が家の庭先に迷い込んできた。おそらくは近くに捨てられ、必死の思いで辿り着いたのだろう。当時の私は「犬派」で、はっきり言えば猫嫌いだったが、ともかくも保護して数日するとその愛らしさに夢中になった。以来、家族の皆に愛され、我が家の宝のような、かけがえのない存在だった。その宝がよりによって末期の腎不全とは、悪いときには悪いことが重なるものだ。

人間と違い、動物では人工透析という方法は極めてむずかしい。頻繁に動物病院に通いながら皮下点滴や制吐剤の投与、強制的にエサを与える強制給餌《きゅうじ》などをつづけたが、六kgあった体重はみるみる減り、骨が浮き出るほどだ。腎不全の進行による尿毒症で意識が混濁、奇声を上げたり失禁したりした。

腎不全と診断されてからわずか五ヵ月、愛猫はやせ細って死んだ。最終的に二kgになった体はあまりに痛ましく、見るも無残な様相で、家族の誰もが深い悲しみに沈んだ。おまけに私は愛猫の姿と父の行く末がリンクして、より暗澹《あんたん》たる気持ちになった。

「俺は透析なんて絶対イヤだ」、「病院だの、施設だの、そんなところに入るくらいならとっとと死んだほうがマシ」、「この家で死ぬ、最期まで家にいたい」、ことあるごとにそう言う父は自分の行く末がどうなるか、おそらく想像できていない。「家で死ぬ」と言葉にするのは簡単だが、その死に至るまでの苦しみをどうするのか、具体的には考えられないままなのだ。

おそらく父に限ったことではなく、積極的な治療を望まない人、自然な死を迎えたい人、住み慣れた家で死にたいと思う人は少なからずそうなのだろう。「延命治療などしない」と言ったとしても、それは「どんな治療も受けない」と同意語ではない。

「無駄な治療はしたくないが、必要な治療は受けたい」というのが本当のところで、では「必要な治療」をどこで、どうすれば受けられるのか、具体的な準備や計画、体制作りなどを考えているのだろうか。

折しもコロナ禍で、医療機関のひっ迫が連日報じられていた。外来の受診制限、救急車の受け入れ拒否、面会禁止などが常態化し、必要な治療を受けられない人を指して「医療難民」、コロナ陽性が疑われても検査できない「検査難民」という言葉まで使われる。コロナ陽性者の妊婦が陣痛で救急車を要請しても搬送先の病院が見つからず自宅で出産、新生児が死亡するという痛ましい出来事もあった。

手術などの積極的治療を望む人でさえ「入院待ち」や「手術待ち」だというのに、積極的な治療を望まない人のためにベッドを確保できる病院がどれほどあるのだろう。

そもそも日本の医療制度は薄利多売と言われ、検査や投薬、手術、リハビリなどの医療行為を積極的にしないと儲からないシステムだ。父の場合で言えば、人工透析はしたくないが苦しみは取り除いてほしいと思ったところで、そういう要望に応えれば病院の利益は縮小する。同じベッドを使うなら、積極的治療を望む人を優先したくなるのは、経営側の論理としては当然だろう。

実際に積極的な治療をしなかった、というよりできなかった愛猫の無残な死を経験して、私はこれまで以上に葛藤を覚えた。父がこのまま人工透析を拒否すれば、相当に苦しい状態に陥ることは目に見えている。

一方で完治しない病気、そう遠くない時期に死を迎える状態だった愛猫に皮下点滴や強制給餌をつづけ、最終的に鼻から胃にチューブで栄養を送る経鼻《けいび》胃《い》管《かん》までしたことを考えると、果たしてそれが正解だったのか、父に重ねて悶々とする。八八歳にもなる父を積極的治療に無理やり結びつけたところで、それが本当により良い選択なのか、むしろ無用な苦しみを与えることになるのではないかと思い悩んでしまう。

私は誰かに、できるならば医学的な意見も含めてアドバイスをもらえる人に相談したかった。

コロナ禍で医療関係者が多忙を極めていることは承知していたが、申し訳ないと思いつつ、以前取材でお世話になった在宅医療に詳しい医師にメールを出した。

自宅で、ひとりで、平穏に死ねるのか

メールで連絡を取った医師に簡単な経緯と現状を伝えると、「直接話をしたほうがいい」とのことで数日後に電話があった。

「お父様のこと、ご心配ですね。それにしても介護保険が打ち切られるとは、さぞお困りでしょう」

医師はこちらの状況に理解を示した上で、いくつかのアドバイスをしてくれた。ひとつは早急に専門医のいる、かつ入院設備のある病院を受診すること。介護保険を再申請するにしても、病状が深刻で予後が厳しいなどと適切な意見書を書いてもらわなければはじまらない。

「できればその専門医が、ご自宅に訪問してくれる訪問医と連携しているほうが望ましいです。医者の私が言うのもなんですが、自宅で死にたいとおっしゃる患者さんでも、いざ病状が悪化するとやっぱり入院したいとか、患者さんの容態急変に家族のほうがパニックになって救急車を呼ぶとか、そういうケースが結構あるんです。訪問医が大きな病院に入院手配することもできますが、一度も受診していないと先方にカルテがない。特に今はコロナ禍でしょ。飛び込みみたいな患者さんは断られる可能性も高いし、救急車を呼んでも搬送先が見つからないケースが増えてま

すから」

私は医師の言葉をメモしながら、あらためて医療とつながる道筋を考えた。一年前に父を診察した総合病院の専門医を再度頼るのか、それとも別の専門医を探していくか。いずれにせよ「透析なんてイヤだ」、「この家で死ぬ」という当人の意思を尊重してくれる医師を探す必要がある。

大都市と違い、地方の小さな街では医療資源が限られ、当然ながら選択肢は乏しい。それを踏まえて専門医の受診や訪問医との連携が現実的に可能なのか、あらためて意見を求めてみた。

「父の暮らす街では医療体制も脆弱です。専門医や訪問医を探すのも大変だし、まして父の意思を尊重してくれるような医師が本当にいるのか、そのあたりが不安なんですが……」

私は医療の道筋を考えることに頭がいっぱいだったが、医師からは意外な言葉が返ってきた。

「少なくとも訪問医の情報は、地域包括支援センターで把握していたり、ネットで検索することができると思います。それよりも気になるのは、ご家族としての石川さんの気持ちなんですよ」

えっ？　と言いかけ、途端に胸の鼓動が早くなった。父の意思ではなく私の気持ち、それを問われてうまく言葉が出てこない。先方は助け舟を出すようにつづけた。

「訪問医が家に来てくれたとしても、基本は月に数回です。もちろん緊急時には駆けつける体制を取っているところが多いですが、ずっと患者さんに付き添っているわけにもいかない。今後、仮に介護保険が認定されたとしても、ヘルパーさんや訪看さんだって、決められた時間が終われば帰ってしまいます。そのあとどうするのか、石川さんがお父様につきっきりということが現実的にできるのか、またはそうしてあげたいという気持ちがあるんですか」

ガンと頭を殴られたような心境だった。言われてみればもっともだが、私は「父の行く末」ばかりを心配し、自分が父をどう支えられるのか、そちらを忘れかけていた。

「極端な話、家で死にたいという患者さんは家で寝ていればいいんですよ。だけどそれを支える家族は、食事に着替え、排泄の処理、急変時の対応までやる必要があります。さっきも言いましたけど、ヘルパーさんや訪看さんはずっといないわけだしね。そういうことを全部やって、しかも苦しんだり痛がったりする人のそばにいられるのか、実は家族の気持ちのほうがよほど肝《きも》なんです」

最初は医療についてのアドバイスをもらうつもりだったが、それ以上に貴重な、かつ現実的な言葉がありがたかった。まさにこの医師の言うとおり、医療や介護などの専門的スタッフがいないとき、「自宅で、ひとりで、平穏に死ねるのか」、「自宅で、家族が、最期まで支えられるのか」を考えなくてははじまらない。

電話を切ったあと、私は自分の気持ちを自問してみたが、霧に包まれたように確かなものは何も見えなかった。

「在宅医療」を正しく理解していなかった

医師からのアドバイスを経て、私はひとまず専門医を探すことにした。いずれかのタイミングで父の病状が厳しくなり、緊急入院するようなことがあるかもしれないが、現状では早急に介護保険の認定がほしい。そのためには腎不全の進行状態や生活の困難さ、予後などを記した主治医の意見書が必須だ。

とはいえ、前年に受診した総合病院の腎臓専門医は避けたかった。人工透析を拒否する父が、人工透析を勧める医師を頼ったところで、おそらくいい結果は期待できない。

近隣の街まで範囲を広げて情報収集し、大学病院を含めていくつかの専門外来を見つけた。だが、大きな病院では軒並みコロナ禍による外来診療の制限が実施されていた。〈初診の方は紹介状持参の場合のみ受付可能です〉、〈現在、腎臓内科の初診は完全予約制で診察までにかなりの時間を要します〉、そんな注意事項が掲げられ、簡単には受診できそうにない。

父がかかりつけにしているT医院で紹介状をもらおうかと考えたが、当人に話を振ると例のごとく一蹴された。「病院だの、施設だのに入るくらいならとっとと死んだほうがマシ」、そんなふうに言い張る以上、そもそも大きな病院に行く意思など毛頭ないのだ。

ならば、と小規模の病院やクリニックを候補にしてみた。だが「腎臓内科」や「腎臓病」で検索すると「人工透析のご案内」と表示され、快適な透析専門室や透析中の患者の写真などを盛んにPRしている。

おまけにコロナ禍による受診制限も同様だった。「発熱などの風邪症状」だけでなく、「二週間以内に県外との往来をした方」や「二週間以内に県外在住の方との接触があった方」は診察不可となっている。これでは県外に住む私と接触する父は受診できない。

専門医へつながる目途が立たないため、先に訪問医を探すことにした。ただし、自宅に訪問してもらうには近くの医師に限られる。

「伊東市　訪問診療」で検索すると数軒のクリニックがヒットした。それぞれホームページを見たり、直接電話したりしてみたが、結果的には思うような対応は得られなかった。

たとえば医師ひとりのクリニックで「訪問診療」を掲げていても、実際には週に一度、平日の午後だけを往診に当て、残りはふつうの外来診療という体制だったりする。メインはあくまでもクリニック内の外来診療で、医師の手が空いたときに患者の家を訪問するというものだ。

そもそもその時点の私は、「在宅医療」を正しく理解していなかった。在宅医療イコール自宅で医師の診察が受けられると解釈していたが、厳密には「往診」と「訪問診療」に分けられる。このうち往診は通院できない患者のもとにかかりつけ医が訪問、診察や投薬などを行う。たとえば普段はクリニックに通院している患者を今週だけ往診するなど、あくまでも臨時で訪問するものだ。

一方の訪問診療は、在宅での生活を望む患者の療養生活全般を対象とし、あらかじめ立てた診療計画をもとに毎週、または隔週などと定期的に訪問する。また、訪問看護や訪問リハビリテーション、訪問薬剤師など他の医療スタッフと連携し、対象となる患者の在宅療養の環境整備を行う。ただし、緊急時や急変時に備え二四時間体制を取る専門クリニックもあれば、前述のように「訪問診療」と掲げながらもメインは外来診療で、夜間や休日の対応は不可といった場合もある。

仮に父が「家で死ぬ」という意思を変えなければ、終末期医療や看取り、他の医療スタッフとの連携も含めて対応できる訪問診療が必要だ。二四時間、三六五日、いつでも連絡可能で迅速に対応してくれる訪問医となると、やはり訪問診療に特化した専門クリニックを探すしかない。

検索した中に一軒だけ「二四時間・三六五日対応可」を掲げているクリニックがあった。外来診療と訪問診療の両方を実施しているが、「訪問診療先」として個人宅や介護施設が挙げられ、「訪問診療科目」は内科・循環器科・呼吸器科・消化器科・整形外科・リハビリテーション科・老年科・緩和ケアと幅広く紹介されている。

早速電話で問い合わせたが、期待に反して残念な返答だった。それまで在籍していた医師のひとりがつい最近退職し、当面は訪問診療の新規受付ができないという。

クリニックはあっても訪問診療に対応するマンパワーがない。仮に訪問医がいてもすでに多くの患者を抱え、新規の申し込みができない。あるいは訪問診療に特化したクリニックがあっても、移動距離の長さなどを理由に対応できない。

よくよく考えれば当然なのだろうが、「訪問診療がある」ことと、実際に「訪問診療が受けられる」ことは別物だ。クリニックが見つかれば、訪問医がいれば、そんなふうに期待していた私は、あらためて現実の厳しさを痛感した。

こちら側に引き止めるもの

医療機関とのつながりを模索する一方、私は折に触れて自分の気持ちに向き合ってみた。先に電話でのアドバイスをもらった医師からもあったように、食事に着替え、排泄の処理、急変時の対応までやれるのかと言えば正直ＮＯだった。

そもそも私は父と離れて暮らしている。仕事を持ち、家事をこなし、自分自身の生活も大切にしたい。数ヵ月前には交通事故で重傷を負い、慢性的な痛みや強い疲労感にも苦しんでいる。おまけにコロナ禍でさまざまな活動に打撃を受け、先行きの不安は募るばかりだ。

一方の父は介護保険が打ち切られ、担当のケアマネジャーさえいない。相変わらずＴ医院には通っていたが、血圧やコレステロールの薬を処方される程度だ。おそらく腎不全は進行し、検査をすれば相当悪い数値が出てくるはずだが、Ｔ医院の医師からは転院の勧めや専門医への紹介など何のアクションもないままだった。こんな状況で「家で死ぬ」と望まれても、到底無理だと言わざるを得ない。

いっそのこと父が救急搬送され、そのまま入院してくれればいいのに、そんなふうに思うこともあった。いざとなれば翻意して、「なんとか助けてください」と積極的な治療を受け入れるのではないか。仮にそうなればおそらく要介護に認定され、介護や医療体制の整った施設に入ることもできるのではないか。看取りまで行う施設なら、私はこれまでと変わらない生活を送れるだろうとあれこれ想像が膨らんでいく。

けれども、そんな気持ちを揺さぶるものもあった。老親が施設に入所していたり、家族が入院したりしている人たちの切実な声だ。コロナ禍で面会制限がつづき、感染予防のために外部からの差し入れもままならない、そんな話があちこちから伝えられる。女友達のひとりは、認知症で要介護三の母親を介護付き老人ホームに入所させていたが、あるとき泣きながら電話をかけてきた。

「ようやく面会の許可が出て、一〇分の時間制限で母に会ったの。私は施設の外から窓ガラス越しで、向こうは室内だけどね。母は介護スタッフに付き添われていて、『ほら、娘さんがいるわよ』なんて話しかけられても能面のような表情で動かない。『おかあさーん、こっち見て。元気にしてる？』とか手を振りながら話しかけたけど、怖々《こわごわ》した様子でひたすら固まってる。コロナ前は、私が面会に行けばうるさいほどしゃべってたのよ。髪の毛をとかしてあげると喜んで、大好物の果物を持っていくとニコニコ笑って食べてさぁ。それが別人のように変わり果てて、見るに堪《た》えなかった」

話しながら何度もしゃくりあげる彼女には、かける言葉も見つからない。おそらく同じ悲しみを持つ人はたくさんいて、二度と親子のふれあいを持てずに別れが来るのではと不安に駆られているに違いない。

別の友人は、先天性の難病を持つ二歳の孫が小児専門病院に入院していた。かつての入院時には孫の母親である実の娘と交代で付き添ってきたが、コロナ禍以降は院内への立ち入りが禁止され、一切代わることができないという。

「娘はほとんど自宅に戻れず、孫にずっと付き添っているのよ。食事は病院内のコンビニ食ばかりだし、トイレで着替えてコインランドリーで洗濯。もちろんお風呂なんか入れなくて、特例として患者用のシャワー室を借りてるの。おまけに一日中、ベッド脇のカーテンを閉めっぱなしにしてる」

「三密防止」で会話や接触を控えるよう指示され、大部屋に入院する子どもや付き添いの家族はカーテンで区切ったスペースしか居場所がない。以前なら付き添いの親同士でおしゃべりしたり、一緒に食事を摂ったりしたが、連日狭い空間に閉じ込められたままだ。

友人は娘宅に出向いて家事やほかの子どもの世話を引き受けているが、それでなくても過酷な運命を背負った孫と娘がより厳しい環境に置かれていることを思うといたたまれないという。

「孫を家に連れて帰れるものなら、どんな無理をしてでもそうしてやりたい。親子であんな狭い場所に閉じ込められて、娘はまともな食事さえ摂れずに、そうまでして病気と闘わなくちゃいけないのかって不憫《ふびん》でね。運命を呪えばいいのか、コロナを憎めばいいのか、家族はみんな心がグチャグチャよ」

家に連れて帰れるものならそうしてやりたい、その言葉が重く響いた。難病中の難病とされるALSの兄を持つ私には、その苦しみが少しはわかる。そうして彼女の視点から父の行く末を考えれば、そう遠くない死までの間を自分の家で過ごせることは何物にも代えがたいだろう。

「自分」を基準に考えれば、つい厄介事から逃げたくなる。医療も介護も整わない状況で、父を支えられる自信などまったくない。けれども無理にでも入院させ、あるいは施設に入所させ、それで私は本当に安堵するのだろうか。現実的で合理的な選択だったとしても、実際にそうなればまた別の悩みを抱え、深い後悔に苛まれるかもしれない。

コロナ禍という混乱と、その中で苦悶する人たちの声が、私を引き止めようとする。これといった目途は立たないというのに、家で死にたいという父の願いを叶えるためになんらかできることがあるのではないか、うっすらとそんな気持ちを覚えはじめていた。

子どもが知らない親の人生

私の気持ちを揺さぶるものはほかにもあった。父と一緒に実家近くを歩いていたときのこと、通りの向こうから歩いてくる初老の男性がチラチラと視線を送ってくる。手が届きそうな距離に近づくと、父に向かっていきなり声をかけた。

「あのー、もしかして先生じゃない？」

マスク姿の相手をまじまじと見た父は、「あっ、おまえはスギモトケンジじゃないか」とフルネームを出し、驚きと喜びが入り混じったように顔を崩した。

「先生すごい。俺の名前を覚えてくれてたんだね。もう六〇年も前だよ、先生に教わってたのは」

初老の男性はかつての教え子のようだ。狭い街では父が担任した昔の児童や保護者に出くわす機会があったが、この男性とは六〇年ぶりの再会らしい。元気だったか？　今どこに住んでる？　今日はどうしてここにいるんだ？　矢継ぎ早にそんな質問をした父は、遠くを見るように目を細めた。

「おまえはO小学校で五年生、六年生と受け持ったなぁ。わんぱくだったけど頭がよくて、クラスで一番絵がうまかった。そういや六年生のとき、絵のコンクールで表彰されて、県の展覧会に飾られたことがあっただろ。展覧会の会場が県庁の近くで、おまえとおまえのお母さんと一緒に静岡駅まで鈍行《どんこう》に乗って見に行ったよなぁ」

いったいどこから記憶を取り出したのか、六〇年も前のことを鮮明に話し出す。男性は感極まったような面持ちで「せんせーい」と声を上げ、父の手を取って握りしめた。

「まさかそんなことまで覚えてくれてたなんて。そうそう、先生とおふくろと一緒に展覧会に行ったねぇ。いやぁ先生、ほんとにありがたいよ。こうして会えただけでもうれしいのに、あんな昔のことを聞かせてもらえるなんて、ありがたくて涙が出るよ」

そう言いながら、子ども時代に還ったように大きな笑顔になる。

「おまえ、ご両親はお元気か」

問いかけに首を振り、「二人ともあの世に行きました」と声を落とした男性は、握りしめた父の手に思いを込めるように言った。

「先生、長生きしてくださいよ。頼むからこれからも元気でいてよ」

「おまえのほうこそ体に気をつけて、元気でいるんだぞ。これからもがんばれよ」

二人のやりとりに、ふと熱いものが込み上げた。長生きしてください、見知らぬ人のその言葉が、私の知らない父の人生の一端を教えてくれた気がした。

つい忘れがちになるが、隣に立つ人は父というだけの存在ではなかった。私からすれば頑固で、話が通じず、いきなり怒り出す厄介な年寄りでも、私の知らない父を知る人には違う人物として見えている。

これまでの長い人生で関わったたくさんの人たち、数えきれないほどの喜びや悲しみを経て今の父があった。男であり、夫であり、ひとりの職業人だった人生を、私はほとんど知ってはいない。それなのに父はこういう人だと決めつけ、あれも通じない、これも理解できないと見下し、もう死んじゃえばいいのに、そんなふうに突き放すことさえあった。

私が気づかないところで、父を慕う人もいるのだろう。ふとした折に思い出し、元気なのか、どうしているのかと案じる人もいるのだろう。「長生きしてください」と手を握りしめた男性に、「おまえのほうこそ体に気をつけて」と温かく返したのは、父ではなく教師の心だった。かつて二人が共有したものを知る由もないが、少なくともこんなふうに関わってきたたくさんの人たちとの別れが近いことだけは知っている。

ああそうだ、父は支え合った人たちと遠からず別れるんだ。そこに至るまでの時間はそう長くはないというのに、私は何か大切なものを見失っているのではないだろうか。

これまでの父の人生が「父」としてだけのものでなかったように、これからの残り少ない時間もひとりの人としての思いや希望があっていいはずだ。

私は「父」をどうにかしようと、できるなら娘としての私から見て正しいと思われる道に進ませようとしていた。父ではない、私の知らない人としての生き方、生き様に思いを馳せることなく、自分にとって都合のいい方法ばかりを探そうとしていた。

たかがパンツ、されどパンツ

父への視点を変えてみると、父に対する気持ちの変化を感じた。とはいえ急に事態が好転するはずもなく、噛み合わない会話の果てに口論となり、互いに苛立ってギクシャクすることも少なくなかった。そのうちのひとつが「パンツ」をめぐる食い違いだ。

「最近オシッコのキレが悪いなぁ。終わったと思ってトイレを出ると、なんだか知らないうちにチョロって漏れてるよ」

介護保険が打ち切られて半年ほど過ぎたころ、父はそんなふうに口にするようになった。実際、ズボンのファスナー部分に小さな尿染みがついていたりする。一日に二〜三回程度、量もわずかなようだったが、汚れの場所が場所だけにどうにも気になる。

「尿取りパッドを使うか、紙パンツにしてみたら?」

私の言葉に即座に首を振り、父は不愉快そうに顔を歪めた。

「紙パンツなんて冗談じゃない。あんなものを使うようになったら終わりだよ」

「何言ってんの。それくらいの年なら、紙パンツや紙オムツを使ってる人はゴロゴロいるよ。尿漏れなんてふつうのことだし、もっと若い人でも……」

「うるさいっ!」

例のごとく遮《さえぎ》って怒鳴り声を上げた父は、勢いを増して持論を展開する。

「俺は何枚も布のパンツを持ってるんだ。汚れたら穿《は》き替えて洗えばいいし、そのほうがスッキリして気持ちいいに決まってる。紙パンツなんて使い捨てじゃないか。そんなものに金を使うなんてもったいない」

確かにそのとおり、汚れたら洗えば済む話なのだが、ことはそう単純ではない。

「汚れたら洗えばいいのはそうだけど、じゃあお父さんはそのたびに穿き替えてちゃんと洗ってるの？」

「ああ、洗ってるよ。俺は洗濯だってなんだってひとりでできるんだから。パンツが汚れたら外流しの水ですすいで、それから洗濯機に入れてちゃんときれいにしてるさ」

父は一段と威勢がよかったが、あきらかにウソだった。洗濯といってもまとめ洗い、私がいなければ五日分は平気でためている。たまった洗濯物を確認するとパンツの数は五枚で、どう見ても「汚れるたびに穿き替えたはずの数」とは合わないのだ。

ヘルパーによる援助もほとんどない現状では、父はみずから買い物に行くなど外出の機会が多かった。どんなに止めても日課である共同浴場通いもつづけていた。そうした折にズボンに尿染みでもあれば、周囲のひんしゅくを買うのは目に見えている。

「共同浴場に行ったときにズボンが汚れてたりすれば、ほかの人に迷惑でしょうよ」

「そりゃそうだ。だから俺は共同浴場に行く前に、家のシャワーでお尻まわりをきれいにして、パンツとズボンを穿き替えてから行ってるんだよ」

どうしてそういう思考になるのだろう。共同浴場に行く前にわざわざシャワーを使うくらいなら、そのまま自宅のお風呂に入ればいいだけの話だ。そもそも汚れるたびに穿き替えるという話を、みずから否定していることにも気づいていない。

父に限ったことなのか、それとも高齢期特有の認知機能や思考能力の低下によるものなのか、たかが紙パンツをどうしてそんなに嫌がるのかわからなかった。

私は兄に事の次第を伝え、父を説得してもらおうと考えた。ＡＬＳで一〇年以上の闘病生活をつづける兄は、ヘルパーや訪問看護師による排泄介助を受けている。「紙パンツや紙オムツは便利だし、使ったほうがいいよ」、そんなふうに当事者ならではの言葉で伝えてもらえば父も聞く耳を持つかもしれない。

だが兄からは予想に反したメールが届いた。〈紙パンツや紙オムツなんて、本人にしたらイヤなものだよ〉と言うのだ。

〈僕がＡＬＳで人工呼吸器の装着をどうするかと迷ったとき、当然寝たきりの生活を強いられることを考えた。そして、一生紙オムツになるのかと思ったら、そこまでして生きていたくない、このまま死んだほうが楽ではないのかとすごく悩んだ〉

メールの一文に驚いた。兄の病状が進み、人工呼吸器を装着するか否かというとき、なによりも検討されたのは今後の介護体制と経済的な問題だ。

自宅で療養するにしても、痰の吸引などの医療行為をするための研修を受けたヘルパーを昼夜問わず確保しなくてはならない。障害者年金の受給だけでは経済的に立ち行かず、療養生活を維持するためのお金をどうするか、兄の家族や私の両親を交えて何度も家族会議をした。

結果的にＡＬＳなどの重度要介護者に対応する介護事業所が見つかり、両親が経済的支援をすることで、人工呼吸器装着後の兄の生活は在宅という形になった。そうした過程で、当人が「一生紙オムツになる」ことを悩んでいたとは思いもしなかった。

〈健康な人にとっては排泄なんてあたりまえすぎて、深く考えないと思う。でも、自分でトイレに行けないとか、人の手を借りて排泄を処理してもらうとか、そういう立場になると、申し訳なさや恥ずかしさ、情けなさ、悲しさ、いろいろな感情で苦しいものだよ。もし親父が入院でもしたら、嫌でも紙パンツや紙オムツになる。今はまだ汚したパンツを洗えば済むくらいなんだから、もう少しそのままにしておいてあげたらどうだろうか〉

兄の言葉には、当事者ならではの実感がこもっていた。思い返せば数ヵ月前に亡くなった愛猫も、最後に取った行動は「トイレ」だった。すでに足が利かずにヨロヨロと体を揺らしながらも、なんとか用を足そうとトイレ砂と格闘する。いよいよ寝たきりとなって猫用の紙パンツをつけたとき、絶望をたたえたような暗い目をしたことを今さらながら思い出した。

紙パンツや紙オムツの性能は向上し、ＣＭで流れるように「つけ心地がいい」、「快適、安心設計」なのだろう。だからつい、布パンツを汚すくらいなら紙パンツで、紙パンツのほうが便利に決まっていると考えがちだ。

理屈はそうだが、感情はそのとおりにはいかない。排泄の失敗、紙パンツの装着、やがて紙オムツになって他者の介助を受けることを想像すれば、なんとかこの地点で踏み止まりたいと思うのは自然なことなのだろう。

父はそれ以降も紙パンツを拒みつづけ、布パンツを汚しては穿き替える日々を繰り返した。それは父のプライド、あるいはより進んでいくだろう衰えに対する抵抗だったのかもしれない。だが別の視点から見れば、また違う問題があった。

「自分らしい生活」のほころび

多少の排泄の失敗はあっても、汚れたパンツを穿き替えて洗濯する。ひとりで買い物に行き、簡単な食事を作って食べる。共同浴場に通い、顔なじみと一緒に温泉につかる。父の日常は一見自立しており、言い方を変えれば「自分らしい生活」を送っていた。

好きなものを食べ、行きたいところに行き、過剰な薬や面倒な検査とは無縁のマイペース人生、それは週刊誌の記事にでもなりそうな「理想的な超高齢者像」とも言えた。実際、「九〇歳でもピンピンな高齢者から学ぶ」とか、「人生一〇〇年時代を最後まで元気に生きる秘策大公開」とか、最近のマスコミは超高齢期をいかに元気に、自分らしく過ごせるかといったポジティブ志向が目立つ。私もその一端に身を置く立場だが、父の現実を目の当たりにすればそうそうポジティブではいられなかった。

自分のことは自分でやり、自分らしさを大切に生きる、それ自体は確かにすばらしく、誰しも理想とするところだろう。一方で、自分のことを自分でやるからには「自立」と判断され、介護保険が使えないまま適切な支援を受けられない可能性がある。

自分で考え、選択し、行動することは大切でも、逆に見れば頼りにするのは自分だけ。自分で食事を作らなければご飯は食べられず、自分で洗濯できなければ下着は汚れたままだ。

どれほど元気な高齢者だったとしても、加齢による身体機能の衰えや認知力、思考力の低下は避けられない。四〇代と六〇代の体力や気力が異なるように、七〇代の高齢者が思い描く人生の締めくくりと、実際に最終コーナーに差し掛かっている九〇近くの高齢者の生活は違うのだ。

父の場合で言えば尿漏れだけでなく、鍋を火にかけたまま焦がしたり、干した洗濯物を取り込むのを忘れたり、銀行のATM操作がスムーズにできなくなったりと、日常の中にいくつものほころびが生じていた。いわゆる「年のせい」で誰にでも起こり得ることだが、ひとつ間違えば火事を出すなど惨事を招きかねない。

歩く速度も格段に遅くなり、信号が赤に変わっても渡り切れなくなった。同じ話を何度も、それも延々とつづけたりする。とりわけ思いがけない出来事は、なじみの銀行員の勧誘で外貨建て保険商品を購入したことだ。

私がその一件を知ったのは偶然に近かった。いつものように父に体調確認の電話をし、「ご飯は食べたの？」などとたわいない会話をしていると、突然父が声を潜めた。

「おまえには話してなかったけど、実は困ったことがあるんだよ」

つづけて「S銀行の人が家に来た」と言うので、てっきり定期預金の勧誘でも受けたのかと考えた。S銀行は実家近くにあり、年金の振り込みから公共料金の引き落としまで任せるメインバンクだ。時折訪ねてくる銀行員はティッシュペーパーだのカレンダーだのを手土産に、毎月一万円の積み立て定期などを勧めてきた。ところが今回は「ドル」だという。

「今、定期なんて預けてても利息がつかないだろ。だからほかの貯金で、ドルでやりませんかって言われてそうしたんだけど、何がなにやらさっぱりわからん」

「ドル？　外貨預金のこと？」

「いやぁ、全然わからない。でも八五〇万円の定期を解約して、S銀行の人が勧めるドルにしたんだ。それで俺が死んだときの保険だかなんだかになるらしい」

八五〇万円、その金額に腰が抜けそうになった。おまけにドルとなれば、投資リスクのある金融商品の可能性が高い。詳しい話を聞こうにも、当人が「さっぱりわからん」でははじまらない。

私は翌日の仕事をキャンセルし、早朝の新幹線に飛び乗って実家に駆けつけた。息つく間もなく父の手元にある契約書を確認すると、払い込んだ日本円を米ドルに換え、ドル建てで運用する生命保険だとわかった。為替相場の変動により高い利息で返還される可能性はあるが、当然ながら元本割れし大きな損失を被るリスクもある。契約を無効にできるクーリングオフ期限はその日だった。

「どうしてこんな危ないものを契約したのよ。これは預金じゃないの。お金が減ってしまう可能性がある商品で、お父さんみたいな投資経験もない年寄りが扱えるものじゃない」

落ち着こうとしても声が裏返り、つい詰問調になる。いつもはすぐさま怒鳴り返してくる父もさすがに不安なのか神妙な面持ちで、「俺はワケがわからん。どうすりゃいいんだ。こんなものやめたいよ」と繰り返す。

日々のほころびが広がり、一気に崩れた気分だった。外から見れば自立しているような、自分らしい生活を楽しんでいそうな高齢者は、本当のところ決して安泰ではないのだ。

八五〇万円をめぐる攻防

契約書を確認した私は父を伴い、すぐさまS銀行に向かった。窓口で外貨建て保険商品を勧誘した銀行員の名前を出し面会を求めると、一時間近く経ってから当人が現れた。差し出された名刺にはAという苗字と「課長」の肩書がある。

「先日Aさんが父に販売した外貨建て保険のクーリングオフをしたいんです。今日が期限なので、とにかく急いで手続きしていただけませんか」

私の言葉に、A課長は「ご解約はご本人のご意思ですか」と口にした。当然と言えば当然だが、父のお金をどう使おうが、それは父の自己決定による。

「いやぁ、私はドルだのなんだのと言われてもさっぱりわからなくて。せっかく勧めてもらって悪いんですけど、まぁお金は普通預金に入れておいてもいいわけだしね」

バツが悪そうな顔をした父に、A課長は畳みかけた。

「先日の契約時には、特にご不満な様子はなかったですよね。ご納得の上で購入いただいたと思ってますし、どうして気が変わられたんですか。ご家族の反対があったとしても、決定権はご本人にあるんですよ」

厚顔のままグイグイ押してくる態度に驚いた。おそらく契約時にもこんな調子で、父が十分に考える猶予を与えなかったのだろう。

「私も年だし、最近は頭もしっかりしなくてね。預金通帳をパッと見て、今いくらお金があるってわかったほうがいいんです。ドルだのなんだの言われても全然知らないから、やっぱり無理ですよ」

「つまりご解約されたいということでしょうか」

「はい、そうです」

「でしたらクーリングオフのご案内をしますが、別途手数料がかかりますので、全額の返金はできません」

その手数料が十数万円差し引かれるという。おまけに銀行は単なる販売窓口で、父自身がクーリングオフを申し出る書面を作成し、保険会社に書留で郵送するよう指示された。こちらは素人、どんな内容をどう記述すればいいのかもわからない。加えて期限は今日、郵便局の窓口業務が終了するまであと数時間しかないのだ。

「ちょっと待ってください。父は八八歳の、ひとり暮らしの高齢者ですよ。これまで一般的な預金の経験しかないし、投資や為替のことなんてまったく知りません。そういう人に向けてリスクのある商品を勧誘した銀行側の責任はないんですか」

たまらず詰め寄った私にA課長はあくまでも冷静、いかにも場慣れしたふうに堂々とした態度を崩さない。

「失礼ですが、お父様は認知症があったり、または介護保険の要介護者として認定されていらっしゃいますか。先日の契約時、お父様から介護保険も使わず、元気におひとり暮らしをされているると伺いました。高齢であってもきちんと自立されている方に、いろいろご要望を伺った上でお勧めしたんですよ。こちらとしては落ち度があったという認識はなんら持っていません」

こんな場面で介護保険の話が出てくるとは思わなかった。確かに父は介護保険の非該当、「心身ともに自立」と判断されている。日々の生活にはいくつものほころびが生じていようとも、現実に介護保険が打ち切られている以上、どうしたって自立せざるを得ない。父自身も自分らしい生活を送りたいと、自分のことは自分でできるようにがんばろうと努めてきたが、だからこそ自己責任論を持ち出されてしまう。

心身ともに自立しているんでしょう。自分の意思と判断で契約したんでしょう。だからあなたが責任を負うのが当然で文句を言われる筋合いはない、A課長からはそんな意識が感じ取れた。

ふつうに考えれば言われるままに十数万円の手数料を支払い、クーリングオフの書面をみずから、しかも数時間以内に作成するしかない。だが、簡単に納得するわけにはいかなかった。私は支店長の同席を求めた上で、「適合性の原則」について問いただすことにした。

前夜、父との電話を切ったあと、私は猛然と情報収集をはじめた。消費者問題に詳しい知人のライターに連絡を取り、父から断片的に得た情報を伝え、対応策へのアドバイスを求めた。知人からは、国民生活センターの金融商品をめぐるトラブル事例や、銀行の業務に関する相談や消費者との仲裁を行う全国銀行協会という機関があることを教わった。

あれこれと検索をつづけ、それぞれの情報に目を通し、ほとんど睡眠も取らずにリサーチした結果、『生命保険・損害保険コンプライアンスに関するガイダンス・ノート』（一般社団法人全国銀行協会　二〇一六年三月）という文書を見つけた。銀行が保険商品の販売を行う際に遵守すべき法令、保険商品の募集にあたり預金との誤認防止の徹底を図るなどトラブルを未然に防ぐための態勢などについて解説したものだ。

文書の中に「適合性の原則」があった。〈「お客さまの知識、経験、資産の状況および契約を締結する目的等に照らして、不適当と認められる販売・勧誘を行ってはならない」というルールです〉と記載されている。

さらに、〈経済や投資の知識がほとんどない方に、知識がなければ理解できないような商品を、お客さまの理解の有無にかかわらず、一方的に説明して勧誘するようなことをしてはなりません。お客さまがその説明を受けて、「分かった、理解した」とおっしゃられたとしても、客観的にみて理解は困難と判断される場合も同様です〉と具体的に解説している。特に「ご高齢のお客さま」に対しては、いっそうの注意喚起がなされていた。

〈ご高齢のお客さまの中にはその場でご理解されても時間の経過とともに内容を忘れられる場合や、ご家族に商品の詳細な説明をすることが困難な場合があります〉、〈ご家族等の同席を受け、商品性を十分検討する期間を設ける等、理解してお申し込みいただくことが重要です〉とある。

別枠の「留意すべき点」にも、〈保険募集時にお客さまのご家族の同席を受けること〉と明記されていた。「適合性の原則」に照らし合わせれば、A課長はあきらかに違反している。

同席した支店長の見解を求めると、「大変申し訳ありません」と謝罪を口にした上で、銀行側がクーリングオフを申し出る書面を作成するという。さらに「こちらに非がありますので手数料はいただかず、払い込み金額をそのまま返還します」と約束してくれた。

父が書面にサインするのを待ち、大急ぎで郵便局から書留を出した。あと一〇分で郵便の窓口業務が終了するというギリギリのタイミングだった。

「こんな世の中じゃ、生きていけない」

結果的にクーリングオフは成立し、半月ほどで八五〇万円は全額普通預金に戻された。それでも終わりよければすべてよしというわけにはいかない。A課長の態度から察するに、同じようなリスクを負う高齢者はほかにもいるだろうし、S銀行以外でも同様のケースは生じているだろう。

実際、国民生活センターでは「外貨建て生命保険の相談が急増しています！」（二〇二〇年二月）として、次のように注意を呼びかけている。

〈全国の消費生活センター等に寄せられる外貨建て生命保険の相談が増加しています。二〇一八年度の相談件数は五三八件と、二〇一四年度に比べて三倍以上になっており、二〇一九年度も増加ペースが続いています。また、七〇歳以上の割合が相談全体の約半数を占めており、平均契約

購入金額は一〇〇〇〇万円前後を推移しています〉

さらに「相談事例からみる特徴と問題点」では、〈1．外貨建て生命保険の契約であることやリスクについて消費者の理解が得られていない〉、〈2．消費者の意向と異なる勧誘や契約が行われている〉、〈3．認知能力の低下した高齢者への勧誘がみられる〉、〈4．多数契約や高額契約に関する相談がみられる〉、〈5．クーリング・オフをしても損失が発生する場合がある〉と指摘する。

父の場合は、かろうじて私に話が伝わった。おまけに私の仕事柄、適切な情報を得て迅速に行動できた。あくまでも「たまたま」事なきを得たが、この一件は父に少なからずダメージを与えた。

「こんな世の中じゃ、生きていけないよ」、「俺はもうボケてるのかな？　あんな大金をワケもわからないのにドルにしちゃって」、「銀行員は真面目で優しい人だと思ってたのに、どうして年寄りを騙すようなことをしたのかなぁ」、そんな言葉を繰り返し、めっきりふさぎ込むようになった。

むろん腎不全の進行による体調悪化はあっただろう。間もなく誕生日で八九歳を迎えることを考えれば当然の衰え、予想の範囲内とも言える。一方でこの時代を生きるむずかしさを痛感し、ギリギリ保ってきた気力が折れてしまったようにも見えた。

銀行員は真面目で優しい人、それは父のような世代の人にとって疑いようもなかった。贅沢とは無縁で、コツコツとお金を貯めていけば間違いない、そんな考えも持っていただろう。

けれども現実には長年の常識が通じず、自分だけではまったく太刀打ちできない。今回の一件に限ったことではなく、ネットだ、スマホだ、ＡＩだと社会は猛スピードで進んでいき、携帯電話さえ持たない父はすっかり置いてきぼりだ。

加えてコロナ禍では親しい人とも会えず、ささやかなおしゃべりを楽しむ機会もほとんどない。定期的に訪問し、何かと気遣いをしてくれたケアマネジャーもいない。

「俺はひとりで生活できる」と威勢のよかった父は、「俺みたいな年寄りが長生きしたっていいことないな」と暗くつぶやく。

大丈夫、そんなお気楽なことは言えなかった。介護保険は使えない、専門医や訪問医探しは難航、加えてA課長のように「自立」を理由に自己責任を問われることを思えば、私のほうも心が折れそうだ。

「おひとり様でもいきいき楽しく暮らす」、「人生一〇〇年、最後まで自分らしい終活」、仕事先の出版社から届く週刊誌の見出しがうらめしかった。そうできる人はいい、けれどもそうできないとき、いったいどうすればいいんだと、尿染みのついた父のズボンを見ながら深いため息が漏れた。

第4章　父と娘の終末期

「病院へ行く」ということ

実家の玄関を開け、茶の間に足を踏み入れると、ツンと鼻をつく尿臭がした。カーテンが半開きの薄暗い室内、座卓の脇に三枚の座布団をつないで並べ、父は横向きの姿勢で寝ている。頭髪が貼りついた額には苦しげなシワが寄り、口元からは荒い呼吸の音が漏れていた。

「お父さん、大丈夫?」

声をかけるとうなずいたが、いかにも弱々しい。急ぎ病院に連れて行きたいが、こんな状態の父をどうやって車に乗せたらいいだろうと頭を抱えた。

二〇二一年五月、八九歳を過ぎた父はかかりつけであるT医院に出向いた際、入り口近くで急に意識をなくしたという。そのまま仰向けで昏倒し、院内の処置室で点滴を受けて回復した。だが、会計を済ませて自宅に戻ろうとすると激しい腰の痛みで歩くのもつらい。再度T医院で診察を受けたが、布製のサポーターとシップを処方されただけ。かろうじて家に辿り着いたものの、料理や洗濯といった家事はもちろん、トイレに行くのも難儀している。それが父から聞き取った内容で、これでは尿臭がするのも無理はない。

意識をなくしたことは心配だが言動や思考は確か、ひとまず腰の痛みに対処しなくてはならない。仰向けに倒れた衝撃で、もしや腰椎を骨折したのではないかと予想した。一年あまり前、私のほうが交通事故に遭って腰椎を圧迫骨折している。そのときの痛みを思い返すと、「這ってトイレに行った」と話す父のつらさは、我が事のように伝わってきた。

「これからB先生の整形外科に行くから、紙パンツを穿いてズボンを替えよう」

B医師は二年前、父が総合病院で大腿骨骨折の手術を受けた際の主治医だ。その後に退職したB医師は、市内で整形外科の個人クリニックを開業している。ホームページではコロナの感染拡大防止のため受診制限が告知されていたが、総合病院での主治医だったこと、激しい腰の痛みで苦しんでいる旨を電話で伝えると、折り返し診察を受け付ける連絡があった。

「寝ていれば治る」、「紙パンツなんてイヤだ」、相変わらず強情な言葉を口にしながらも、父は私の手を借りてなんとか着替えを済ませた。父の軽自動車の助手席シートを倒して寝かせ、車で一〇分ほどの整形外科クリニックに着くと、看護師が車椅子を押して迎えに来た。問診やCT撮影など一通りの検査を終えると、父と私は開業医となったB医師と二年ぶりに向き合った。

「第一腰椎の圧迫骨折ですね。ちょうど今日、装具屋さんが来る日なので、すぐに硬性コルセットを作ってください。これから二週間は絶対安静、基本はふとんで寝たまま過ごすことになります。ふつうは全治三ヵ月ですけど、なにしろ高齢だから、このまま寝たきりにならないといいんですが……」

モニター画面を指して説明するB医師に、私は血液検査を申し出た。

「先生に大腿骨骨折の手術をしていただいたとき、腎不全が進行していると指摘されました。その後、総合病院で腎臓専門医の診察は受けたんですが、一度きりでそれ以来放置している状況なんです」

驚かれるかと思ったが、意外にも父の気持ちを汲み取るように穏やかな表情が返ってきた。

「そうですか。人工透析を勧められて怖くなっちゃったかな？　まぁ八九歳ともなれば無理に治療をしなくても自然に、と考えるのは仕方ないですよね。ただ、顔色から見ても相当な貧血状態だし、とにかく血液検査の結果次第で、必要とあればまた紹介状を書きますよ」

紹介状、と聞いてもうひとつ大切なことを思い出した。この状態では明日にでも介護保険の再申請をしなくてはならない。それには主治医の意見書が必要だ。

「父は一年前に介護保険が打ち切られてしまったので、すぐに再申請したいんです。主治医の意見書もお願いできますか」

「ええ？　介護保険が打ち切られてたの？　それは大変だ。すぐに意見書を書きますよ」

快諾に感謝し、圧迫骨折用の硬性コルセットを購入してクリニックを後にしたが、翌朝B医師から慌てた声で電話がかかってきた。

「昨日の血液検査の結果が今届いたんですけど、いやぁ、これはひどい。すぐに総合病院へ紹介状を書きますからご家族が取りに来て。できればその足でお父さんを連れて行ってください」

B医師によると、腎機能の状態を表す「eGFR」という数値は七・三。人工透析導入の目安とされる一五未満を大きく下回っている。貧血状態を示すヘモグロビンは六・二で基準値の半分以下、さらにカリウム値が六と高く、不整脈が出現する恐れがあるという。

「これだけカリウム値が高いと心停止する危険性があります。私は専門じゃないけど、緊急透析をするとか、とにかく何か処置しないとまずいですね」

心なしかB医師の声が上ずって聞こえ、それが事態の緊急性を表しているようだ。私は整形外科クリニックで紹介状を受け取ると、昨日と同様に軽自動車の助手席シートを倒して父を寝かせ、総合病院へと駆けつけた。


予約のない診察ではおそらく数時間待ちになる。「二週間は絶対安静」、「基本はふとんで寝たまま過ごす」、そうB医師から指示されたが、「心停止の危険性」などと聞かされては長時間待っても診察を受けるしかない。内科の受付で車椅子を借りるついでに「腰椎圧迫骨折」の件を伝えると、幸いにも処置室の空きベッドを使わせてもらえることになった。

「腎臓が相当悪いねぇ。貧血もひどい。うーん、困ったなぁ」

四時間近く待って診察室に呼ばれると、紹介状を手にした医師が渋面をした。複数いる内科の医師のひとりで専門は呼吸器内科、予約のない患者を当番制で診ているため対応に困っている様子だ。

「うちの病院では腎臓の先生は週一しかいないしね。明日にでもJ大学病院に行ってもらったほうがいいな。とにかくこんな数値では下手なことできないし、私は専門じゃないから、いやぁ困るんだよねぇ」

そう言うと机上のペットボトルに手を伸ばし、ゴクンゴクンとコーラを飲み干す。立て続けの診察で疲れがたまり、しかも検査数値の悪い高齢患者を避けたい気持ちはあるだろう。立て続けの診察で疲れがたまり、喉も渇いているのだろう。医師なりの事情はあるにせよ、患者を前にしてのコーラにはすぅっと気持ちが冷めた。おまけに「困った」を繰り返されても、患者のほうがよほど困ってしまう。私は言葉を選びながら、努めて低姿勢で切り出した。

「先生がご提案されたJ大学病院は車で一時間以上かかりますし、急なカーブの山道を越えなくてはなりません。父は昨日、腰椎圧迫骨折と診断されたばかりで、本来は絶対安静の状態です。今、そちらに行くよう指示されても厳しいと思うんですが……」

「あれ？　そうだった？　圧迫骨折してたのか。それじゃあJ大学病院までは行けないか。うーん、どうするかなぁ」

B医師からの紹介状にきちんと目を通すか、または聴診器でも当てようと父の服をめくれば硬性コルセットに気づくはずだ。患者の状態を正しく把握することもなく、「J大学病院へ」と言う医師にますます気持ちが冷めた。

ここは専門外、だから別の病院へ、いとも簡単に医師は言う。目の前の医師に限らず、おそらく多くの場面でそうだろう。医師という立場では当然の判断に違いないが、ではその病院までどうやって行くか、実際に行けるのか、患者ごとの事情を考えているのだろうか。

父の場合なら、現状ひとりで歩くことはできない。仮に私の付き添いがなければ、自力で車椅子を使い、タクシーを手配し、診察受付をしたり長い待ち時間を過ごしたりするのはどう考えても不可能だ。高齢のひとり暮らし、老夫婦だけの家庭、この国にはそういう人たちが山ほどいるはずなのに、紹介状さえ持たせればあとは知らぬ存ぜぬではたまらない。

「病気だけを診て病人を診ない」、ずいぶん前から言われている言葉が浮かんできた。むろん目の前の医師をしてすべての医師を語ることはできないが、わずかでも患者に寄せる気持ちがあれば、少なくとももう少し別の態度を取れるはずだろう。

「病院はイヤだ、施設はご免だ」、そう繰り返してきた父の言い分ももっともな気がした。そもそも病院へ行くこと自体が簡単ではないのに、こんなやりとりを重ねればなおさら嫌悪感が募ってしまう。

「じゃあ、今日のところは輸血だけしましょう。それで貧血が改善したらいいしね」

整形外科のB医師が言った「心停止の危険性」はどうなるのかと思ったが、尋ねたところで「困ったねえ」と返ってくるのがオチではないかと、それほど失望が深かった。

医師は渋面のまま輸血の同意書へのサインを求めた。診察を終えてお辞儀をした父の前で、空になったコーラのペットボトルがゴミ箱に捨てられる。同じように父もゴミ箱へ放り投げられた気持ちを抱えながら、その日、病院を後にしたのは午後六時を回っていた。

ふとん用手すりの効力

翌日、私は地域包括支援センターの職員に連絡し、介護保険の再申請を申し出た。父が腰椎圧迫骨折をし、整形外科のB医師が主治医の意見書を書く旨を伝えると、すぐに申請手続きをはじめるという。

「認定結果が出るには一ヵ月ほどかかりますが、今日にでも介護事業所に依頼をして、お父様のケアプランを作りましょう。『見なし』でヘルパーさんに入ってもらわないと、お父様ひとりでは生活できませんものね」

介護保険の認定に先んじて介護サービスを利用することを「見なし」と言う。仮に「非該当」と判断されれば当然介護保険は使えず自費払いとなるが、腰痛圧迫骨折による身体介助の必要性を考えればおそらく認定されるだろう、それが職員の見解だった。

さらに翌日、職員と介護事業所のケアマネジャー、介護サービス計画担当者が来宅した。二年前、父が要支援二だったときのケアマネジャーは退職し、あらたにTさんという女性が担当になるという。Tさんは明るくはつらつとした人で、父の要望や私の意見を聞きながら手際よくケアプランを提案した。

「今後、お父様の介護、見守り体制を充実させる必要があると思います。腰椎圧迫骨折だけでなく、腎不全も進行されているとのことなので、訪問看護師さんを頼むのはいかがですか。手すりやポータブルトイレなどの介護用品もすぐに手配できます」

さすがプロ、と感心しながら話を進めた。月曜日・ヘルパーによる一時間の訪問介護、火曜日・半日のデイサービス、水曜日・訪問看護師による三〇分の訪問看護、木曜日・弁当宅配の配食サービス、金曜日・ヘルパーによる一時間の訪問介護、そんなケアプランだ。

「これなら月曜日から金曜日までは『人の目』があります。土日は無理のない範囲で娘さんに来ていただくか、しばらく様子を見てからヘルパーの訪問回数を増やすか、そのあたりは臨機応変に対応しますので」

介護保険が打ち切られ、支援らしい支援が得られなかったこれまでと比べると格段の充実ぶりだ。私は安堵と感謝を覚えたが、硬性コルセットをつけたままふとんに寝ている父は不服そうに首を振った。

「いやぁ、そんなにヘルパーはいらないよ。看護師さんが家に来るなんてもっとイヤだ。他人が家に入れば気を遣うし、一ヵ月もすれば俺もまた動けるようになる」

ここに至っても堂々巡り。介護が必要、いやいらない、散々繰り返した話が蒸し返され、私は父への怒りが再燃した。隣のTさんは気配を察したのか、おもむろに父に話しかけた。

「おふとんに寝ていらっしゃって、起き上がるのが大変ではないですか」

「ああ、そうなんだ。腰が痛くて起き上がれなくてさ。前に借りてた電動ベッドなら柵があったけど、ふとんにはつかまるところがないから大変な思いをしてる。だけど俺は電動ベッドが苦手なんだ。リモコンの操作がさっぱりわからなくてさ」

父の言葉を受けたTさんはにっこり笑うと、両手を敷布団の下に差し込んだ。

「こんなふうにね、敷布団の下に重しを差し込んで使える手すりがあるんです。介護保険で用意できるから、一度試してみませんか」

そうして翌日、介護事業所のスタッフとともに「ふとん用手すり」を設置してくれた。ふとん用手すりはL字型、重し部分の鉄板を敷布団の下に入れて安定させ、木製の三段の握り棒をつかんで起き上がるという仕組みだ。早速試した父は、驚きながら声を上げた。

「これはビックリだ。こんなに便利なものがあるんだね。すごいよ、助かるよ、これならひとりで起きてトイレにも行けるし、あんた神様みたいな人だねぇ」

すっかり気を良くしてTさんを褒めちぎる。同時に自分の困り事が解決したと実感し、介護スタッフや介護サービスへの信頼が芽生えた様子だ。ひとつの手すりが父の頑なさを解きほぐしたことに、私のほうも驚いた。

「喜んでいただけてよかったです。おふとんの手すりだけじゃなく、ヘルパーさんや訪看さんもまずは試されて、イヤならいつでも断っていただいて大丈夫ですよ。お元気になられたら必要なくなりますし、今だけ、ちょっと利用してみようという気持ちになっていただけるとありがたいです」

前任のケアマネジャーも、あらたに担当となったTさんも、こんなふうに父を誘導してくれた。当人の気持ちを否定せず、心身の状態を冷静に見ながら、臨機応変に対応していく。あらためてケアマネジャーがいることが心強く、今度こそ要介護認定が得られることを願った。

結果的に「要介護」は得られず、父は前回と同様の「要支援二」と判断された。ひとりでは歩くのもままならない状態で要支援とは、つくづく介護保険の認定結果に泣かされる。それでもTさんという味方を得たことは、父も私も素直にうれしかった。

あらたな主治医

再診予約のあった二週間後、父は私に付き添われて総合病院へ出向いた。とはいえ診察担当が専門外の医師では先行き不安は募るばかり、どこか別の病院を探したいとTさんに相談してみた。

「Oクリニックはどうでしょうか」

Tさんが挙げたOクリニックは糖尿病を専門としているが、医師は大学病院の腎臓内科に勤務経験があるという。個人クリニックのため診療体制には限界があるが、ともかくも一度受診することにした。

総合病院で紹介状を受け取り、父を連れてクリニックを訪ねると、検査結果を目にしたO医師はやはり厳しい顔をした。

「この状態では人工透析を急がないと命に関わりますよ」

腕組みをしたまま父を正面に見据えて反応を待つ。わずかな沈黙のあと、父ははっきりとした口調で言った。

「人工透析はやりたくありません。私も来年には九〇です。もう十分生きたし、今さら入院だの、施設だのはご免です」

父の言葉を受けてパソコンの電子カルテになにやら打ち込んだあと、O医師は深慮したような顔で向き直った。

「お気持ちはわかりました。いずれにせよここでは人工透析に対応していないし、医者は私しかいません。できることは限られますが、薬や注射を使いながら様子を見ましょう」

ただし、とO医師は条件をつけた。自力で通院できなくなればほかの病院に入院するか、訪問診療クリニックに転院すること。途中で透析拒否の意思が変わったらすぐに連絡すること。診察時には家族が付き添うこと。そんな内容だ。

父の気持ちを頭ごなしに否定せず、今後の体調悪化を見越して具体的な条件を示してくれたことがありがたかった。やれることはやる、できないことはできないからそのときに備えてほしい、そういう対応のほうがよほど救われる。

O医師の指示で、父は血液検査や肺のX線撮影、心電図検査を受けた。二週間ごとの通院予約をし、造血剤や利尿剤、カリウム値を下げる薬、血圧をコントロールする薬なども処方された。服薬の効果もあってか、しばらくすると父はずいぶんと回復した。もうひとつの懸案事項である腰椎圧迫骨折も時間の経過とともに落ち着き、少しずつだが買い物や洗濯をこなせるようになった。

短時間とはいえ、月曜日から金曜日までそれぞれ「人の目」もある。ヘルパー、訪問看護師、デイサービス、誰かと接し、会話し、困り事を相談できる環境が作られたことで目に見えて明るさを取り戻した。

「昨日は看護師さんが足の爪を切ってくれた。血圧も測ったし、胸とお腹に聴診器も当ててくれたよ」

「デイサービスはいろんな歌を歌えるから楽しいねぇ。コロナでマスクをしなきゃならないけど、やっぱり人と会って、みんなで過ごせるのが一番だ」

電話で様子を尋ねるたび、弾んだ声が返ってきた。検査結果だけを見ればあきらかに末期、O医師の言うように「命に関わる」状態なのだろう。だからといって病院のベッドで孤独な療養生活を送るより、住み慣れた自宅で、できることは自分でやり、ふれあう人たちと笑いながら過ごせるほうが父の望みなのだ。

現状ではその望みを最後まで貫けるかは不透明だ。O医師が言うように、自力で通院できなくなる日に備えなくてはならない。Tさんとも相談しながら、あらためて訪問診療クリニックを探してみたが思うようには進まなかった。

「あの先生は訪問診療をしてくれるんですけど、正直、患者さんの評判が悪いんです。些細なことで怒鳴ったりするので、私が担当している方も、『怖い』、『ほかの先生に替えてほしい』って、よく苦情が出るんですよ」

「こっちの先生は評判が良くて人気がありますが、めいっぱい在宅の患者さんを抱えているんです。先日も私の担当する方の新規申し込みを断られてしまって」

Tさんはさすがに事情に明るく、裏話のような情報まで教えてくれたが、だからこそ現実的な厳しさも伝わってきた。もともと市内には在宅医療に対応する医師が少ない。加えて長期化するコロナ禍で、訪問診療を希望する高齢患者は増える一方だという。

「当面はOクリニックにお世話になるとして、その先が見通せないですね」

嘆息した私に、Tさんは噛んで含めるように言った。

「私も確かなお約束はできません。でも、お父様が安心して在宅生活が送れるようにいろいろ考えますし、ほかのケアマネからの情報も集めてみます。娘さんもお忙しいでしょうから、決して無理はしないでください。とにかくご自分の生活、健康が一番です」

つくづく救われる言葉だった。そんなふうに言ってくれる人がひとりいるだけで、張り詰めた心がじんわり和らぐようだった。

余命を伝えるむずかしさ

昏倒による腰椎圧迫骨折から四ヵ月、初秋を迎えたころ、父は体調回復とともに自信を取り戻していた。正確には「回復」と言えるはずもなく、Oクリニックでの血液検査のたびに数値は悪化していたが、不思議と元気な様子に見えた。

「肺に水もたまっていないし、血圧も安定していいですね。貧血も改善しています」

O医師が「いい情報」から伝えると、それだけで父は喜ぶ。

「お陰様で元気です。ご飯ももりもり食べて、デイサービスでは昔の歌を歌って楽しいですよ」

声を張り上げる父に、O医師は苦笑しながら注意を促す。

「食欲があるのはなによりですが、水分を取り過ぎないように。果物や生野菜はカリウムが多いから控えてください」

父のような腎不全患者の場合、実際には水分や塩分、カロリー摂取などを厳密にコントロールする必要がある。とはいえ高齢のひとり暮らしではパンと牛乳で昼食を済ませるとか、スーパーの総菜を買ってくるとか、どうしたって食生活を管理するのはむずかしい。O医師もそのあたりは織り込み済みだろうが、立場上の注意はやむを得ない。一方の父はせっかくの注意も耳に入らず、特に「悪い情報」は完全にスルーしていた。

「やはり腎臓は相当悪くなっています。この先、苦しくなる可能性もありますよ」

血液検査の結果を渡すO医師に、どういうわけか屈託ない笑顔を見せる。

「そうですか。まぁ今のところ元気だから問題ないですよ。ほんとのところ、薬だってあんまり飲みたくないくらいです」

隣に座る私は、心中穏やかではいられなかった。父は「元気」だと言い、実際に順調そうに見えたが、このころ余命について密かに伝えられていたのだ。

このままでは半年くらい、一気に悪くなる可能性も高いので年内に何があってもおかしくない。O医師はそう言いながら、一方で悩ましげな表情を浮かべた。

過去に大学病院での勤務経験があるO医師だが、だからこそと言うべきか、人工透析を拒否する患者の経過には通じていない様子だった。O医師に限らず、「標準治療」を当然とする大多数の医療者にとっては、そういう選択をしない患者を扱った経験に乏しいのだろう。

第1章で人工透析を拒否する八二歳の男性患者を担当した多摩ファミリークリニック院長の大橋博樹医師のコラムを紹介した。当初、大橋医師は「透析を受けないなんて、自殺するみたいでありえない」と怒りを覚え、必死の説得を試みている。患者の意思が揺るがないことを知り、透析をしないケースの治療法について文献やガイドライン等で調べるが、具体的な情報は得られなかったと述べている。

父の余命を伝えたO医師にしても、本心ではその終末期がどうなるのか、いつ命が尽きるのか、正確なところを示すのはむずかしかったのかもしれない。それは私も同じことで、「半年くらい」という限られた時間を父に伝えるべきか、それとも黙ったままでいるか悩ましかった。

繰り返しになるが、不思議と父は元気な様子に見えるのだ。一時の衰えはどこへやら、歩く速度も上がり、張りのある声で楽しげに話す。Oクリニックの帰りになじみの中華料理店に寄ると、盛りのいい中華丼をペロリと平らげ、自宅に帰ってからどら焼きまで食べるほどだ。おまけに一時は使っていた紙パンツをやめ、元の布パンツに戻していた。汚れたパンツは自分で洗濯し、「やっぱり男はトランクスのほうが小便しやすい」と笑っている。

そういう姿を目にするたび、「半年くらい」という余命が信じられない。こんなふうに父の活動範囲は狭まるどころか、私の知らないところで思いがけない行動にも出ていた。

不思議な力がわくところ

「昨日、お父様の様子を見ようとご自宅に伺ったら、玄関先でちょうど鉢合わせしたんです。それが……、畑に行っていらしたようで、娘さんはご存じかなと思って」

ケアマネジャーのTさんから電話があったのは一〇月半ばだった。「畑」は父が定年退職後に購入したもので、周囲を雑木林に囲まれた山の中腹にある。元気なころは毎日のように趣味の農作業をしていたが、二年半前の原付バイクの転倒事故を機に一時中断、その後はたまの雑草取りに行く程度だった。それが五月の腰椎圧迫骨折で歩けなくなり、腎不全の悪化もあって完全に見切りをつけたと思っていた。だが、ここ最近の体調回復もあってか、密かに出向いていたらしい。

「さっきTさんから電話があったけど、畑に行ってたの？」

すぐさま連絡を取ると、父は悪びれる様子もなくあっけらかんとしていた。

「そうなんだよ。ずいぶん行ってなかったから雑草がものすごくてさ。一〇分も草取りしたら疲れちゃってへたり込んだけど、休み休み作業してさっき帰ってきたんだ」

「あんな山奥の畑で倒れたらどうするの。そのまま死んじゃうことになるよ」

「そのときはそのときだ。いっそイノシシのエサにでもなるかなぁ」

快活に笑った父は、勢いを増したかのようにつづけた。

「今日は天気がよかったから、海がよく見えてきれいだった。山の中でどうせ誰もいやしない。海に向かって『ひーでーこー』って叫んでさ。いやぁ、やっぱり畑は気持ちがいい。俺の元気の源だ」

「ひーでーこー」は英子、亡くなった母の名前だ。畑仕事の合間、伊豆の青い海に向かって母の名前を呼んでいる、そんな話は以前から聞いていた。その都度どこか冷笑するような気持ちで、今さら英子もないだろう、本人が生きてるうちにもっと大事にしてやればよかったのに、そう恨みがましい思いがした。生前の母は、父の言動に傷つくことが多かったのだ。

父は真面目で優しい、とりわけ子煩悩で兄と私を存分にかわいがってくれた。幼いころは海に山にとあちこち連れて行ってくれ、撮りためた白黒写真を丁寧にアルバムに収めてもいた。

子どもにとってはいい父親だったし、いいか悪いかで言えばおそらく母にとってもいい夫だと思われた。それでも戦前の教育を受け、男尊女卑が根強かった社会を生きてきたせいか、母の意見にはなかなか耳を貸さず、優しい言葉をかけることもめったにない。家計の管理こそ任せていたが些細な出費に目を尖らせ、母が喫茶店で飲んだコーヒー一杯にも難癖をつけたりした。

とりわけ晩年になると、母は父の頑固さに手を焼いていた。長年連れ添った夫婦にはありがちなことかもしれないが、「もうお父さんと離婚したい」と、愚痴とも本音ともつかない電話がかかってきたりした。

その母が七五歳で急逝し、家族の誰もが悲しみに打ちひしがれる中、父は一足も二足も早く元気を取り戻したように見えた。「死んじゃったものはしょうがない」、「俺はひとりで気楽に生きるさ」、そんな言葉を耳にするたび父の薄情さが透けて見えるようでいたたまれない。だから畑で、海に向かって「ひーでーこー」なんてバカじゃないかと、むしろ不快な思いで父の話を聞いてきたのだ。

けれどもそのときの父は、意外なことを口にした。

「畑なんて行っても草だらけだし、今さら何を作るでもないんだからもうやめればいいんだよ。おまえの心配もよくわかってるけど、山の中じゃないと大声を出せないからな。海に向かって叫ぶと、俺の声が天国まで届くんじゃないかって思うんだ」

死期を悟っているようでドキリとした。おまけに畑へ行く真の目的は雑草取りではなく、ひとりだけの空間で母を偲びたかったのかと、それまで思いもしなかった心中に触れた気がした。

常識的に考えれば、その行動を看過するわけにはいかない。本来なら病院のベッドで適切な治療を受けなくてはならない末期患者だ。そもそも畑までは車で一〇分、途中には車がやっとすれ違えるくらいの狭い坂道もある。長年通い慣れているとはいえ、八九歳の高齢者が運転するとなれば、このご時世、世間的には非国民扱いされかねない。

「畑に行くのは危ないよ。どうしても行きたいなら、今度、私が車に乗せて連れて行くから」

そんな言葉が響かないのはわかっていた。ひとりでできる、ひとりでやりたい、それが不思議な力となり、父を支えているのだ。生まれ育った伊豆の海を見下ろしながら、誰にも邪魔されず母の名前を叫び、そうすることが残りわずかな人生の望みであるならば、止めようとするほうが酷に違いない。

一方で常識や世間体を無視する勇気もなかった。畑にいるときに万一のことがあれば、Tさんをはじめ多くの人に迷惑をかけるだろう。車を運転中に事故でも起こせば、深刻な事態を招くことは目に見えている。

次に実家に行ったとき父の車の鍵を取り上げるしかないか……、私はそう思いながら電話を切った。同時に、父に力を与える場所、最後の自分らしい行動を取り上げることになるのだと思うと、どうにも割り切れない感情が込み上げた。

自立か、それとも安全か

秋の深まりとともに木々が色づき、父の余命はより限られていった。だが、少なくとも外からの見た目には元気そうで、張り切ってデイサービスに通い、ヘルパーや訪問看護師とも和やかに過ごしていた。

「畑」の一件は、結局のところ車の鍵を取り上げるまでもなく結果が出た。私の知らないところで二、三度通っていたらしいが、ほどなく父自身が「もうやめる」と言い出したのだ。

「ずっと手入れをしなかったせいか、どこもかしこもイノシシに荒らされてなぁ。あれじゃあ畑とは言えないよ。ただの荒れ地だ」

以前なら荒らされた畑を再び耕し、肥料をまいたり柵を作ったりと考えただろう。そのためにむしろせっせと通い詰めたのかもしれないが、現状の体力ではさすがに厳しい様子だ。「ひとりでできる」が「できない」に変わり、さぞ落ち込むのではないかと思ったが、父はまた別の方法を見出した。ほうきとちり取り、ゴミ袋を手に、近所の道路掃除をはじめたのだ。

「やっぱりきれいになると気持ちがいい。通りすがりの人が『ご苦労様です』って言ってくれるし、ついでに立ち話して楽しいよ」

晴れた日の午前、ほんの二〇分程度の作業だったが、それでもうれしそうだった。介護を受けるだけでなく自分が誰かに何かを与える、この社会の役に立つ、それはいくつになっても人の根本を支えるものなのかもしれない。

道路清掃の件を電話でTさんに伝えると、いかにもというふうに穏やかな声が返ってきた。

「お父様らしいですね。最後まで自立したいというお気持ちはとても大切だと思います。実は私たちも、一方的にケアをするのではなく、その方ができることは自分でやっていただくことを大事にしたいんです。ただ、実際にはむずかしいことも多くて……」

これまで担当した中にも父と同様、自立心旺盛な高齢者は少なくなかったという。ヘルパーの手を借りず自分で料理をしたい、紙オムツを使わず自力でトイレに行きたい、畑で農作業をつづけたい、旅行をしたい、当人からはさまざまな要望が伝えられる。

一方で「お好きなようにしてください」とすんなり受け入れるのもむずかしい。ひとりで歩いて転んだら、自分で料理して火事になったら、農作業中に熱中症で倒れたら、さまざまなリスクが予想されるからだ。

「高齢者の場合、ちょっとした転倒が骨折につながり、結果的に寝たきりになる場合も多いんです。そうすると、いかに転倒させないか、介護スタッフにはそういう思考が先に来てしまうんですね。ひとりで歩かせるのは危ない、だったら早めにオムツを使ってベッドで排泄してもらおう。ひとりで食べて誤嚥《ごえん》したら命取り、だからヘルパーが付きっきりで食べさせないとダメ。そんなふうに安心、安全を優先すると、ご本人の自立心や残存能力を奪ってしまうことにもなる。これが悩ましいところなんです」

Tさんの話で、看護師の従妹とかつて交わした会話を思い出した。二年半前、原付バイクの転倒事故による大腿骨骨折で総合病院に入院した父が退院を急いだときのこと。病棟の看護師やリハビリ担当の理学療法士は、「ひとり暮らしなのに家に帰るなんて危ない」と、こぞって反対した。整形外科の主治医も、「家で転んだら、そのまま寝たきりだよ」、そう言って容易に退院許可を出さなかった。そんなとき、同じ病院で看護師をしている従妹だけは退院に賛成してくれたのだ。

病院の中では、身体機能の衰えた高齢患者の転倒を恐れて基本的にはベッドにいるよう指示する。それでも動きたがる患者は抑制したり、車椅子に乗せてナースステーションで監視したりする。リスクを避けようとするあまり厳重な管理を優先しがち、そもそも人手不足の現場ではマンツーマンの対応などできるはずもない。

気づけば歩けていた患者が歩けなくなり、快活だった人がふさぎ込んで認知症のようになり、それが病院の抱えるひとつの問題なのだ、そう従妹は話した。むろん親族だから言えることで、看護師としての立場なら彼女も反対していただろう。

当時の父は半ば強引に主治医の退院許可を取りつけて家に帰ったが、今ここに来て同じような話がTさんから伝えられる。病院でも施設でもなく「自宅」でありながら、それでも自立よりリスク回避、当人の意思より安全優先なのかと深く考えさせられた。

Tさんは言葉を選ぶようにつづけた。

「リスクはあってもお父様の自立心、やりたい気持ちを尊重するか、それとも安全第一で行くか、娘さんはどうお考えですか」

「もともと父は自分のやりたいようにやる人で、止めたところで素直に従わないですよ。何かあっても本人は納得するでしょうし、私もそれでいいと思います」

「では、ご家族の意向としてそのように承ります」

父と私の意向が一致したことにホッとしたような口ぶりだった。逆に言えば、当人の意思に反して家族が「安心、安全」を要求し、リスク回避を強化しなければならないこともあるのだろう。

介護現場ではヘルパーが格安の家政婦、ケアマネジャーは体のいい便利屋のように見られることがある。介護保険を利用した生活援助では、利用者本人の居室の掃除など限定的なサービス規定が設けられているが、庭木の手入れやペットの世話まで求める家族がいるほどだ。

介護スタッフが拒否すると、「何かあったら責任を取れ」、「カネを払っているんだから全部やれ」と怒り出すケースさえある。ましてや、ひとりで歩かせたら転倒した、そんなトラブルがあれば家族から厳しく責任追及されかねない。自立を望む当人の意思を尊重するのか、それともリスク回避を優先し管理を強化するのか、Tさんが言うように悩ましいところだろう。

正直に言えば私自身も悩ましい、というより矛盾だらけなのだ。Tさんには父のやりたいようにやらせてあげたいと言いながら、実際そうなれば慌てて止めようとする。例の「畑」からしても、父の気持ちはわかりつつ、一方では「危ないから」と車の鍵を取り上げようとした。自宅で好きなように暮らしてほしいと心から思うより、この先の終末期が不安で病院や施設という選択肢がついよぎる。

何やってんだ、私……。Tさんとの電話を切ったあと、自分の本音と建て前が交錯した。いずれにせよ父は要支援二、万全とは程遠い介護体制で「安心、安全」など無理な話だ。

最期まで家で過ごす、その選択を支えるとしてもきれいごとでは済まないと、いまだ心は揺れていた。

在宅死は増えているのか

父の個人的な願いとは別に、日本の在宅死の現状はどうなっているのだろうか。二〇二二年九月に厚生労働省が公表した『人口動態統計』によると、二〇二一年の死亡者数は一四三万九八五六人。亡くなった場所は病院が六五・九%、自宅が一七・二%、老人ホームが一〇%だ。

このうち自宅で亡くなった人は、二〇一九年からの二年間で三・六%増加している。厚生労働省では、長期化するコロナ禍の影響で在宅療養を希望したり、入院を希望しても受け入れ先がなく、やむを得ず在宅死となったケースが含まれるとしている。

そもそも在宅療養を希望する人は少なくない。厚生労働省の『平成二九年度　人生の最終段階における医療に関する意識調査』によると、「もしあなたが末期がんのような病状となった場合、どこで過ごしながら医療・療養を受けたいですか」との問いに対し、自宅が四七・四%を占め、医療機関の三七・五%を上回っている。

一方で、実際に在宅で最期を迎えた人の割合には顕著な「地域格差」がある。厚生労働省の『在宅医療にかかる地域別データ集』(二〇二二年六月公表)によると、おおむね都市部やその周辺地域のほうが「自宅死」(厚生労働省のデータ集における名称)の割合が高く、過疎化や高齢化が進む小規模の自治体では割合が低い。たとえば北海道の場合、札幌市は一三・三%だが、滝川市六・七%、富良野市四・七%、ニセコ町三・六%と二~三倍以上の開きがある。

格差の一因として環境整備の違いが挙げられる。「自宅死」には訪問診療や訪問看護、訪問介護などの十分な体制が必要で、そのための人材確保や需給バランスを考えると都市部に集中するわけだ。

とりわけ東京都の区市は全国トップクラスの割合となっており、葛飾区二七・二%、江戸川区二六・六%、三鷹市二二・一%など地方圏と比べて一〇倍近い。この数字を見る限り、都会に住んでいる人は「自宅死」の希望が叶いやすいと言える。

ただし、データ集で使われる「自宅死」は、文字通り自宅で死亡した人をカウントしている。中には自宅で急死したり、医療機関とつながらず孤独死したケースも含まれるため、「自宅死」イコール十分な訪問診療や訪問看護、訪問介護体制がある上での在宅死とは限らない。そもそも幸せな在宅死を実現するために欠かせないのが「在宅療養支援施設」と呼ばれる病院や診療所。要は訪問診療や看取りを行う医療機関だが、ではその実態とはどのようなものだろうか。

在宅看取りを行う診療所は五％

社会保障費の増大を懸念する国は施設を抑制し、在宅医療や在宅介護を推進するためのワーキンググチームを厚生労働省内に設けている。当の厚生労働省では「人生の最終段階における医療・ケア体制整備事業」や「在宅医療関連講師人材養成事業」などを実施、在宅医療を推進するための在宅療養支援施設の拡充を目指している。

在宅療養支援施設は在宅療養支援病院と在宅療養支援診療所に分かれ、このうち後者がいわゆる訪問診療クリニックに当たる。両施設とも設置基準が設けられており、たとえば在宅療養支援診療所は次のような基準を満たさなくてはならない。

一　二四時間連絡を受ける保険医又は看護職員をあらかじめ指定し、患家の求めに応じ二四時間往診が可能な体制を確保し、往診担当医の氏名、担当日等を文書により患家に提供していること。
二　担当医師の指示のもと、二四時間訪問看護のできる看護師あるいは訪問看護ステーションと連携する体制を維持すること。
三　緊急時においては連携する保険医療機関において検査・入院時のベッドを確保し、その際に円滑な情報提供がなされること。
四　在宅療養について適切な診療記録管理がなされていること。

五　地域の介護・福祉サービス事業所と連携していること。
六　年に一回、在宅でお看取りした方の人数を地方厚生（支）局長に報告すること。
――「日本訪問診療機構」ホームページより引用――

簡潔に言えば、二四時間患者からの連絡を受け付ける体制があり、必要に応じて医師や看護師による医療が実施され、地域の訪問介護や福祉サービス事業者と連携しているという条件だ。

では、全国にどれくらいの在宅療養支援施設があるのか。厚生労働省の『在宅医療の現状について』（二〇二一年一〇月／第一回在宅医療及び医療・介護連携に関するワーキンググループ参考資料）によると、二〇一九年時点の在宅療養支援病院は一四三九ヵ所、在宅医療支援診療所は一四三一四ヵ所と報告されている。前述したようにこれらの病院や診療所は二四時間患者からの連絡を受け付けたり、必要に応じて医師や看護師が患者宅に訪問したりする体制のある医療機関だ。

一方で、「在宅での看取り」を行う医療機関（二〇一七年／医療施設調査）は病院が五八三ヵ所で病院全体の六・九％、診療所が四七二九ヵ所で診療所全体の五・一％。同資料では「在宅での看取りを行っている医療機関の数は年々増加しているが、病院、診療所ともに全体の約五％に留まっている」との記述がある。

あくまでも病院全体、診療所全体に占める割合だが、先の在宅療養支援施設の数と比べても「在宅での看取り」を行う医療機関は少数派だ。繰り返しになるが二四時間体制の在宅療養支援病院は一四三九、在宅療養支援診療所は一四三一四、それに対して「在宅での看取り」を行う病院が五八三、診療所は四七二九と三分の一程度に過ぎない。

私がこれらのデータを収集したのは父の死後、つまり実際に「在宅での看取り」を行ったあとだが、その経験の範囲内で言えば在宅療養の選択がそのまま在宅死になるとは限らない。

父の最期については次章で述べるが、ようやく見つかった訪問診療クリニックの医師からは、事前に「急変時には救急車を呼んでも構わない」と言われていた。また、当の医師から渡された〈緊急時の対応に関して〉という文書には、病状の変化やトラブルの際に、医師が必要に応じて臨時の往診、訪問看護の指示、連携医療機関への入院手配等の対応をすると記されていた。

結果的に救急車を呼ぶことはなかったが、父の姉、私にとっての伯母は長く在宅療養をしていたにもかかわらず救急搬送され、最期は病院で迎えている。

こうした個人的経緯から言えば、在宅死を希望し、実際に在宅療養支援体制を構築できていたとしても、土壇場で病院が最期の場所となる可能性は否定できない。担当医の医学的判断や患者本人の翻意、家族の意思など事情はさまざまだろうが、私には最期の場所が変わってしまう理由も思い当たる。

その詳細は後述するとして、ともかくも在宅死を叶えるためには在宅療養支援病院、または在宅療養支援診療所を利用し、実際に在宅看取りを行うかどうか十分な相談と検討が必要だろう。

ちなみに全国各地の在宅療養支援診療所は、「日本訪問診療機構」のホームページで検索できる。

かかりつけ医の「死亡確認」の話

あらたな主治医となったO医師から告げられた「年内に何があってもおかしくない」、その年も残り一〇日となっていた。診察ごとの検査結果の悪化に加え、このころ父の体重は悪い意味で増加していた。「むくみ」のためだ。

腎機能の顕著な低下で体外に排出できない水分が、ふくらはぎや足の甲のむくみとなって現れる。パンパンに腫れた足のせいで靴を履くのも一苦労だが、それでも父はO医師の診察時に「お陰様で元気です」と笑顔を見せていた。

対照的にO医師の表情には困惑の色が浮かんでいた。Oクリニックは外来診療のみで年末年始は長い休みに入ってしまう。会計前、私だけが診察室に呼ばれ、「そろそろ訪問診療クリニックに移ったらどうでしょうか」と切り出された。こちらもそうしたいのはやまやま、いい機会だと捉えて相談してみた。

「これまで私のほうもいろいろ当たってみたんです。でもなかなか見つからずに困っているので、O先生のお知り合いの訪問診療クリニックにつないでいただけますか」

「申し訳ないけど知り合いはいないんですよ。紹介状だけは書きますから、ご家族のほうでもう少し探してみてください」

落胆する返答だった。O医師のほうから訪問診療を勧める以上、「当て」があるものと思ったのだ。素人考えでは同じ医師同士、地元の医師会などを通じて交流があるだろうと見込んでいたが、そう単純ではないらしい。

診察の礼を言って席を立とうとした私に、O医師はまた別の懸念を伝えてきた。

「言いにくいんですが、お父さんがご自宅で亡くなられた場合、基本的には二四時間以内にかかりつけ医の死亡確認、その上で死亡診断書の発行が必要です。二四時間を過ぎても持病で亡くなったと判断できれば死亡診断書は出せますが、年末年始、ウチは一週間休みですからね。医者の検死ができないと、警察が介入することになるんですよ。この先の連休なんかも考えると、ウチのような個人クリニックではやはり対応がむずかしい。そういう点も含めて、なるべく早く訪問診療クリニックに移られたほうがいいと思います」

二四時間以内の死亡確認、検死、警察、そんな話は初耳だった。とはいえ病院だろうと自宅だろうと、医師による死亡確認は必須だ。O医師が懸念するように、仮に一週間クリニックが休みなら二四時間以内の死亡確認はむずかしい。「不審死」扱いで警察案件になる可能性もあるわけだ。

「父はひとり暮らしですから、誰にも気づかれず自宅で亡くなっているところを発見されるかもしれません。O先生に連絡がつかない場合、救急車を呼べばいいですか」

「いや、救急車は死亡している人を搬送しません。救急隊から警察に連絡が行って、結局警察が自宅に来るんですよ」

これもまた初耳、肝心なことを何も知らないと青くなった。O医師の懸念はそのまま私の懸念となり、一刻も早く二四時間体制の訪問診療クリニックを探さなくてはと焦りが膨らむ。

一方の父はO医師と私の懸念など知る由もない。足のむくみ以外は特段の自覚症状がないせいか、寒風の中、自転車に乗って買い物に行ったり、洗濯物を干したりしている。片や死亡確認の話、片やこれまでとさほど変わらない暮らし、その落差はブラックユーモア満載の喜劇を見ているようだった。

各駅停車の三〇〇㎞

「俺、ひとりで大宮に行ってくるよ」

父からの電話があったのは年の瀬も押し迫る夜だった。埼玉県さいたま市大宮区に住む父の姉が亡くなり、一二月二八日に執り行われる家族葬に参列するという。

「ちょっと待って。大宮なんて行けるわけがないでしょ。絶対無理、やめてちょうだい」

いくら説得しても、父は頑として大宮行きを言い張る。当の伯母の子どもたちも「来なくていい」と止めてくれたが、聞く耳を持たない様子だ。

父は四人きょうだいの長男だ。三年前に長姉と弟が相次いで亡くなり、今回の次姉の逝去に相応の思い入れがあるのも無理はない。それでも父の暮らす伊東市の伊東駅からさいたま市の大宮駅までは鉄道の距離にして往復約三〇〇㎞。年末の帰省客でごった返す東京駅、混雑する新幹線、不慣れな乗り換えや大宮駅から葬儀場までの移動を考えれば悪条件だらけだ。おまけに「ひとりで行く」とは正気の沙汰ではないが、止めたところで勝手に出かけてしまうことも十分考えられる。

やむを得ず急遽実家に駆けつけ、父に同行することにした。私がいれば途中で引き返すことも、急な事態に対処することもできる。とはいえ新幹線への乗り換えではホームまでの距離も長い。混雑した駅構内や新幹線の車内ではトイレを利用するのも大変だ。

あれこれ考えた末、伊東駅から熱海駅まで在来線で移動し、熱海駅から大宮駅まで直通で行ける各駅停車、上野東京ラインのグリーン車を選択した。ビジネス客がいない年末なら空いているし、二階建て車両は景色もよく、なにより専用トイレが備わっている。新幹線に比べて乗車時間は長くなるが、各駅停車なら途中で引き返すことも容易だ。

そうして当日、無事に葬儀に参列することができた。父は棺に入った姉の白髪を撫でながら、「姉さん、よくがんばった。これまでありがとう」と愛おしそうに別れを告げた。

何十年と離れていても激動の戦中戦後をともに過ごした絆が感じ取れ、同時にきょうだいの中でただひとり残った寂しさも伝わってきた。無理を押しての強行軍とも言えるが、これも父が在宅のまま暮らせているからこその恩恵だ。

昼食の席ではひとしきり親戚と語り合い、出された料理をペロリと平らげ、帰路の各駅停車でも満足げな様子だった。車窓に流れる景色を見ながら、「すごいビルだなぁ」、「都会の駅は人でいっぱいだ」と声を上げる。

父が電車に乗るのはこれが最後になるだろう。もしかしたら胸の奥深く、ひとつひとつの景色に別れを告げているのかもしれない、そう思うと三〇〇㎞の移動も人生の締めくくりにあってよかったと感じられた。

思えば父の人生も各駅停車に似ている。四〇年近い教員生活で校長にも教頭にもなれず、平教師のまま教壇に立ちつづけた。そのぶん数多くの子どもたちと接し、退職間際になってもジャージ姿で校庭を駆け回った。

私生活では安普請《やすぶしん》の自宅を日曜大工でリフォームしたり、古びた軽自動車を大事に乗り回したりした。かつての家族旅行は一家そろって弁当と水筒持参、格安の公営宿舎が定番だった。

華やかさや贅沢とは無縁の、地味で質素な生涯だったかもしれないが、一歩一歩着実に歩みを進め、間もなく終着点を迎えようとしている。

今日、こんなふうに父と過ごせたこと、そのかけがえのない時間にふと胸が熱くなった。訪問診療クリニックを探し、要支援二の脆弱な介護体制を案じ、そういう不安ばかりを数えるよりも、ありのままの父を愛おしみ、楽しいことを見つけて笑い合いたい。

「今どのあたりだ？　そろそろ熱海も近いか」

ひとしきり寝ていた父が目を覚ました。張り詰めていた心身が折れたように、さすがに疲労の色が濃い。隣の座席から手を伸ばし、ズボンをめくり上げると、ふくらはぎは象の足のようにむくんでいる。

「疲れたでしょう。足、痛くない？」

私は思わず座席の脇にかがんで、父のふくらはぎを上下にさすった。娘の手のぬくもりを感じているのか、父はしばし目を閉じたあとつぶやいた。

「グリーン車なんて乗ったのははじめてだ。いい経験をさせてもらった。冥途《めいど》のみやげができてよかったよ」

車窓の向こう、とっぷり暮れた相模湾と街の明かりに目をやりながら、父はしんみりした口調でつづける。

「忙しいおまえに世話になってばかりで悪いなぁ。ありがとう、本当にありがとう。こんなに優しい娘がいて、俺はまったく幸せ者だ」

私は父の足元に顔を向けたまま動かなかった。そうしなければあふれる涙を隠すことができない。

それでも涙は、一粒、また一粒と各駅停車の床に落ちていく。

疎ましかったり、憎らしかったり、もう死んじゃえばいいのにと思ったり。

なのに私はこんなにも父が好きだった、私こそあなたの娘で幸せ者だ、心からそう思える瞬間だった。

第5章　臨終まで

虚勢と病状

二〇二二年が明けた。コロナの感染拡大がはじまって丸二年が経つというのに、医療現場のひっ迫や自粛生活の長期化など先の見通せない状況はつづいていた。

Oクリニックが休みの年末年始は何事もなく、厳しい寒さの一月もひとり暮らしを乗り切った父だったが、二月に入ると異変が現れた。

「何度呼んでも返事がないから、悪いけど二階まで上がらせてもらったの。ふとんに寝ていて話はできるんだけど、うまく呂律《ろれつ》が回ってないみたい」

ときおり父の様子を見てくれている近所の人から連絡があった。すぐさま実家の電話を鳴らすと、父は案外しっかりした様子だ。

「さっきは入れ歯をはずしてたから、うまくしゃべれなかったんだ。このところ寒いせいか、こたつやふとんに入るとすぐに眠くなっちゃうだけで別に変わったことはない」

普段と変わらない口調だが、ふたつの大事なことが潜んでいた。ひとつは父の虚勢、もうひとつはいっそうの病状悪化だ。

入れ歯をはずしていた、それが本当とは思えなかった。父は周囲に弱みを見せまいと、もしくは自身の衰えを認めまいと、あれこれ理由をつけては「大丈夫」をアピールするからだ。

私が実家に滞在中、近所へ散歩に出かけた父が帰ってこないことがあった。心配で捜し回ると、近くの広場のベンチで仰向けに寝ている。声をかけると目を開けたが、家に戻るよう促してもなかなか起き上がらない。「日光浴だ」、「ここはあったかいから、もう少しこのままでいたいよ」、そんなふうに言っては、鉛のように重い体のつらさをごまかそうとする。

一事が万事この調子、「つらい」とか、「苦しい」とか、父は本音の部分を隠し通していた。プライドなのか、単なる強情なのか、ともかくもその場しのぎの取り繕いで虚勢を張る。そう考えれば呂律が回っていなかったのは入れ歯うんぬんではなく、おそらく一時的に意識が朦朧《もうろう》としていたのだろう。それでも事実を追及するよりは、ウソとわかった上でそのまま受け入れたほうが本人にとっては幸せかもしれない。

もっとも診察の場ではそうはいかない。父が「すぐに眠くなっちゃう」と伝えると、O医師の顔色が変わった。

「体重も増えているし、血液検査の数値もますます悪くなっています。利尿剤を増量しますが、今後は一日一リットルの飲水制限を守ってください。特に果物は絶対にダメですからね」

水やお茶はもちろん、副菜などに含まれる水分も合わせて一リットルまで。父は素直にうなずきながらも診察室を出た途端、深いため息とともに肩を落とした。

「ミカンにリンゴ、イチゴもうまいのになぁ。もう食べられないなんて、それじゃあ生きてる意味がないよ」

日頃は安物買いに徹する父だが、大好物かつ仏壇に供えるという名目の果物だけは例外だった。果物にはカリウムが多く含まれ、腎不全による高カリウム血症の状態にある父は本来控えなくてはならない。それでもミカン半分、イチゴ数個、O医師には内緒でつづけてきた楽しみに打ち切りが宣告されてしまった。

その日の検査結果は体重が前回比六kg増と大幅に増え、カリウム値は五・二。腎機能の状態を示す「eGFR」は四・〇、つまり腎臓はすでに四%しか機能していない。医学的見地からすれば極めて深刻とされるような状態だ。

O医師の立場では、「飲水制限」や「果物禁止」は当然の指示だろう。けれども私は父と同様、複雑な思いを抱かざるを得なかった。先にO医師から告げられた「このままでは半年くらい」、その期限まであと一ヵ月あまりだ。正確な余命とは言えないまでも、良くてプラス数週間かもしれない。大好物の果物を食べることでマイナス数週間という恐れもあるが、仮にそうなっても父自身は満足ではないのか。

一方でそうした行為が引き金となり、呼吸困難に見舞われる可能性も否定できない。腎機能の低下で体外に排出できなくなった水分が体内に蓄積し、だから体重が増えたりむくみが生じたりするわけだが、この水分は肺や心臓の機能低下に直結する。とりわけ肺に水がたまって肺水腫を起こすと、生きながら溺れるような苦しみが襲うと言われている。

いざそうなったとき、大きな病院に救急搬送されて緊急透析や人工呼吸器装着を行う事態も考えられた。すると「家で死ぬ」という父の望みは叶わなくなるわけだ。

在宅看取りに精通する医師ならO医師とは違う指示、あるいはいざというときの対処法も考えられるだろう。O医師なりに末期の父の扱いに苦慮しながら、それでもできることに努めてくれていたが、さすがにこれ以上はむずかしいように思われた。

「ハレの場」への未練

こうなっては迷う余地などなく、どこでもいいから訪問診療クリニックとつながりたい。一方で「患者を怒鳴る」とか、「苦情が多い」とか、ケアマネジャーのTさんが言うところの医師に最期を託すのも気が重い。

あらためてTさんに相談すると意外な返答があった。市内で探すのではなく、市外を当たってみるのはどうかと言うのだ。

「熱海にNクリニックという訪問診療クリニックがあるんです。院長先生はまだお若いけど人当たりが良いと評判で、熱心な方だと聞いています。なにしろ市外で距離があるから、私もこれまで候補に挙げてなかったんですけど、実はつい先日、伊東駅近くのコンビニでばったり会ったたんです」

挨拶したTさんに、「今は週に一日、伊東まで往診に来ている」、そう院長は話したという。熱海と伊東間は車で往復一時間、片側一車線の国道は渋滞しやすく、特に観光客が多い週末は二時間近くかかることも珍しくない。当然、緊急時の対応はむずかしくなるが、それでもよければ頼んでみてはどうかと提案された。

早速Nクリニックのホームページを確認すると二名の医師が常勤し、二四時間、三六五日体制の在宅療養支援診療所だった。Tさんいわく「人当たりが良く熱心な院長」となれば、願ってもない話だ。

とはいえ先方が新規の、それも市外の患者を受け入れるかは不明だ。週に一度の往診程度ならともかく、いつなんどき急変するかもしれない状態では断られてもやむを得ない。

ともかくもTさんからNクリニックへの問い合わせを頼み、同時に父にも話を振った。ようやくのチャンス到来に昂《たかぶ》る私とは真逆、父は不快さを露わにして荒々しい声だ。

「熱海の医者？　冗談じゃない。俺は伊東に住んでて、伊東のOクリニックに通ってるんだぞ。なんでわざわざ熱海の医者に診てもらう必要がある？　まして家に来るなんて絶対にお断りだ」

迷いながらようやく見つけた出口の前で、バタンと扉を閉じられた心境だ。この期に及んで、父はどうやったら家で死ねるかを考えていないのか、そんな苛立ちがわき起こる。

一方で、これも父なりのプライドなのかもしれないと感じた。訪問診療の医師に頼るほど弱っていない、自分はまだ寝たきりではない、家に来られると気を遣う、そんな思いが拒否となって現れる。

そもそも父はOクリニックへ行くことを、「ハレの場」のように捉えていた。律儀《りちぎ》にワイシャツと背広を着る。整髪剤を使って髪を整え、丁寧に髭を剃る。足のむくみがひどくなる前は革靴まで履き、お気に入りの帽子をかぶって玄関の鏡で入念なチェックだ。

「今どき病院に行くのに、背広を着ていく人なんていないよ」

何度私が言おうと耳を貸さなかった。むしろ張り切って、いかにも見せびらかすように待合室の椅子で背筋を伸ばす。

そういう父からしたら、訪問診療を受け入れることは、すなわち「ハレの場」をなくすことになるのだろう。自宅のふとんで、乱れた髪で、わざわざ熱海の医者に診てもらうよりも、これまでつづけたルーティーンへの未練があっても無理はない。

「教えていただいたNクリニックの件ですが、父がまだ訪問診療を受け入れられないようで、一旦保留にしてもいいでしょうか」

Tさんに連絡すると、さすがに困惑した様子だった。ちょうど要介護認定の見直し（正式には区分変更）請求を考えていたようで、それには「主治医の意見書」が必要だからだ。

「近々予想される厳しい状態を考えると、現状の要支援二ではとても対応できないと思います。できれば要介護二か三を取りたいし、そのためには相応の意見書が必要です。O先生にお願いするのが筋なんですが、そうなると外来診療に通える体調、つまり認定結果が低くなる可能性が大きいです。Nクリニックなら訪問診療を利用するほど状態が悪いとか、間もなく寝たきりになりそうだとか、要介護を取れる意見書を出してもらえるんじゃないかと……」

もっともな話で、つくづく仕事のできるケアマネジャーだと頭が下がる。私のほうも要介護認定がほしいのはやまやま、どうしてこうもうまく進まないのかと再び苛立ちを覚えてしまう。つい父への愚痴をこぼすと、Tさんは取りなすように言った。

「まぁお父様の気持ちも大切ですからね。もしかしたら来月、お誕生日を迎えられたら変わるかもしれません。そこで一区切りというか、ここまでがんばったんだからこれからはのんびりしましょうと、私たちも説得しやすくなると思います」

三月半ば、父は九〇歳の卒寿を迎える。Tさんはそれを機にした再アプローチを提案するとおもむろにつづけた。

「お誕生日にはご旅行を予定されているんですよね？　お父様もすごく楽しみにされていらっしゃるご様子ですよ」

父の誕生日には西伊豆への一泊旅行を計画している。レンタカーを手配の上、私の息子二人が同行し、途中で親戚宅を訪ねる予定だ。ひとつは父の父親の実家、もうひとつは父の母親の実家で、いずれもコロナ禍で三年近く出向いていない。

それぞれの実家の仏壇に手を合わせ、わずかな時間でも親戚と語り合えば、父にとってはまさに一区切りとなるかもしれない。無事に迎えられるよう願った誕生日以降、確かに父は変化した。だがその状況は、Tさんや私の目論見とは違ったものだった。

ここはアウェイ

テーブルの上に並ぶ懐石料理とシャンパングラス。大きな花束を抱えた父が満面の笑みを浮かべている。卒寿祝いで訪れたホテルで撮った写真は、少しの加工を施して、後日遺影として使われることになった。

西伊豆への一泊旅行を終えると、父は一区切りどころか一気に衰弱が進んだように見えた。自力でトイレに行き、相変わらずの布パンツを使っていたが便漏れがひどい。トランクスの隙間から漏れ出た便がズボンを汚し、畳に落ち、敷布団にも広がってしまう。

近所を五〇メートルも歩くと立ち止まり、ときには電柱にもたれかかって動けない。荒い息を吐きながらやっとのことで自宅に戻ると、今度は二階の寝室へと這うようにして階段を上っていく。

卒寿旅行の半月ほど前から私は仕事を休業し、実家に住んでいた。フリーランスの不安定な立場では経済的な打撃や取引先への影響が大きいが、一方で会社勤めの人に比べればスケジュールは調整しやすい。

それでもいざ父との同居生活をはじめると、これまで見えていなかった現実がストレスとなって襲ってきた。たとえば先の便漏れだ。

ずいぶん前から紙パンツを勧めては拒否されることを繰り返していた。昏倒による腰椎圧迫骨折で一時は紙パンツを使った父だったが、体調回復とともに布パンツに戻してしまい、以降は頑として受け入れない。自力でトイレに行けることはメリットかもしれないが、反面では間に合わずにあちこち汚すというデメリットでもあった。

「シーツや毛布まで汚れてるよ。洗濯するからどいて」

ふとんに寝たままの父に声をかけても一向に起き上がらない。相当な体のつらさを理解したい気持ちはあっても、現実として汚れと臭いを放置してもおけない。

「いちいち交換しなくていい。俺は気にならないから」

「いや、お父さんが気にならなくても私が気になるの。シーツや毛布だけじゃない、トイレの便座も床も、あっちこっちにウンチがついてて困るんだよ」

つい口調が荒くなり、それでも動こうとしない父にきつい目を向けてしまう。ほどなく自分を恥じて父を優しく抱き起し、手早く汚れ物を回収して洗濯機に入れるのだが、今度は一度に入りきらない洗濯物の多さに苛立ちがわく。

ほんの些細なことがストレスを招くことも多かった。電池交換をしたくても、予備の電池の保管場所がわからない。使う枕の高さが合わずに、首や肩が痛む。実家の小型洗濯機は乾燥機がついておらず、雨の日に室内干しした大量の洗濯物が視界に入って気が滅入る。おまけに父のオンボロ軽自動車の調子が悪く、遠出の買い物ができない。

どうしてこのくらいのことで……、忍耐力のない自分を叱責し、心の狭さを反省し、何度となく切り替えようとした。一方で実家はあくまでも父側のホーム、アウェイの試合会場で戦っているようなやりにくさがつきまとい、味わったことのない疲労感が蓄積していく。

Tさんが見つけてくれた熱海の訪問診療クリニック、「人当たりが良く熱心な院長」への依頼も保留になったままだった。紙パンツ同様、こちらも父が頑として受け入れない。先行き不透明な状況で介護認定の見直し申請も止まっていたが、たまりかねたTさんが動き出した。

「仕方ありません。主治医の意見書はO先生にお願いしましょう。この状態では一日も早く申請手続きに入らないとどうにもなりません」

ともかくも申請手続きをすれば、その日を起点に「見なし」で介護保険サービスが利用できる。当時の父は要支援二だったが、仮に区分変更の結果が要介護二や三になれば、遡《さかのぼ》ってその要介護度が適用される。

「見なしの利用をはじめるとして、どれくらいの頻度でヘルパーさんや訪看さんが来てくれるんでしょうか」

要支援二の現状では、ヘルパーによる訪問介護は週に二度でそれぞれ一時間、訪問看護は週に一度で三〇分だ。

「O先生の意見書では、どれくらいの認定結果が出るか見通せないのでなんとも言えないんです。最悪、要介護認定が取れなかった場合も考えると、自費でお願いできるかどうかご相談したいんですが……」

自費、つまり介護保険で充当される範囲外を全額自己負担してヘルパーなどを手配する。費用は相当額になるだろうがやむを得ない。

そうして自己負担の可能性を織り込んだ上、O医師に主治医の意見書を依頼した。認定結果が出るまではおよそ一ヵ月、それまで父の命はつづくだろうかと、こちらも不透明だった。

老いの、本当の孤独を知る

三月下旬、桜が咲き誇る川べりの遊歩道を父と歩いた。正確には数メートル歩いては休みの繰り返し、それでも桜が見たいと言い張った父は、二〇分足らずの花見にも満足げだった。

「こんなひどい数値は、医者になってから見たことがない」

同じころ、O医師が示す検査結果の用紙には赤いペンで「^」が記入されていた。基準値八～二〇のBUN（尿素窒素）は「^一四〇」、同〇・六一～一・〇四のクレアチニンは「^二〇」。「^」は検査機器の限界値を超え、要は「測定不能なほど最悪」の意味だという。

主治医の意見書を作成してもらうためには、O医師の診察を受ける必要があった。だからこうして父を連れて来たのだが、いかにもさじを投げたという言葉はひどく堪えた。

実際、O医師は不快そうだった。外来診療のみの個人クリニックでは到底扱えない末期患者を持て余し、といって「来るな」とも言えず、言葉や表情から遠回しに診察を拒否するような空気だ。

「以前もお話ししましたが、お父さんがご自宅で亡くなられた際、死亡確認はどうするつもりですか。できるだけ早く訪問診療に移ってくださいとお願いしましたよね？」

父を退出させ、私だけが残った診察室でO医師は畳みかける。

「ご心配をおかけして申し訳ありません。主治医の意見書をお願いしたばかりで失礼な話ですが、早々に熱海のNクリニックに訪問診療を依頼しようと思います」

「ああそう。向こうの担当医が決まったら紹介状を書きますから」

素っ気なく、事務的だった。O医師なりの複雑な感情があるのかもしれないが、患者や家族へのいたわりよりも、厄介払いができたような冷たい響きがした。とはいえこれが「標準治療」、すなわち人工透析を拒んだ患者への、現実の医療の一面かもしれない。


早速TさんにNクリニックへの依頼を頼もうと思ったが、その前にもうひとつ大切なことがあった。自宅での看取りを頼むということは、人工透析などの医学的処置を行わないと決定づけることになる。父はずっとそのつもりでいたが、問題は兄だった。

ALSでみずからが人工呼吸器を装着している兄は、現代医療の恩恵を存分に受けている。実のところ兄自身、人工呼吸器を装着するかどうかを迷い抜いた末に選択したが、だからこそ父にも人工透析を受けさせたいという強い希望を持っていた。

兄の意向を無視して、私だけが父の選択を後押しするわけにもいかない。Nクリニックへの依頼をする前夜、私は父への「最終確認」を行った。

「お兄ちゃんも人工呼吸器を使って生きているよね。寝たきりだけど、パソコンもインターネットも使っているし、難病患者の講師として看護学校や大学医学部の研修までやってる。そういうお兄ちゃんからしたらお父さんにも同じように、人工透析をしてでも生きてほしいんじゃないかな?」

父は珍しく素直にうなずき、離れて暮らす息子に思いを馳せるように天井を見上げた。しばしの沈黙のあと、妙に湿っぽい声を出す。

「英子がなぁ……」

それは亡くなった母の名前だ。兄の話をしているのにどうして母なのか、話が通じていないのかと思った次の瞬間、両目いっぱいの涙を浮かべた。

「英子が生きてれば、俺だって人工透析でもなんでもやって生きていたいよ。でもあいつがいなくなってもう一三年だ。ずっとひとりでがんばってきたけど疲れたよ。英子だけじゃない、きょうだいも友達もみんな死んじゃった。俺だけが生きていたって、そんな寂しい話はない。もう疲れた、もうこれ以上はがんばれないよ……」

私は言葉を失い、同時に込み上げるものがあった。

そんなにも父が母への愛情を抱いていたこと。「俺は元気だ、大丈夫だ」と言いながら、本当はつらくてならなかったこと。きょうだいも友人も失くした、老いのひとり暮らしの孤独を想像できなかったこと。さまざまな感情が押し寄せて、どう返せばいいのかわからない。

おそらく父に限った話ではないだろう。戦中戦後の窮乏期を耐え忍んだ高齢者の多くは我慢強い。どれほどつらく苦しくとも、離れて暮らす息子や娘に心配をかけまいと、必死に元気を装っている。

子どもたちはつい安心し、みずからの仕事や生活もあって親の孤独などそうそう思い至らない。けれども当の親は長年連れ添った伴侶を失い、親しい人たちも旅立ち、長い時間をともにした、心から通じ合える同志はどこにもいないのだ。

もしかしたら父は、もっと早くに死にたかったのだろうか、そんなふうにも思えた。九〇歳の父にとって死は忌避《きひ》すべきものではなく、妻やきょうだい、友人たちと同じ場所へ行ける待ち望んだものかもしれないと。

ここに至って、「人工透析なんて絶対イヤだ」、「病院や施設などご免だ」と言いつづけた真意が見えた気がした。強情や現実逃避、理解力のなさではなく、父はすべてを承知の上で「家で死ぬ」と考えたのだ。治療によって長引く老いの孤独よりも、治療をしない身体の苦しさを選び、だからこそ病状悪化による本音を隠し通してきたのだろう。

私はふと父を抱きしめたくなった。ひとりでがんばった、寂しさによく耐えた、自分なりの思いを秘めて粛々と死を受け入れようとする父に精一杯の愛情を示したかった。

けれどもどうしても照れくさい。おまけにもうひとつの「くさい」、便漏れして汚れたズボンが目に入り、心の内とは正反対の言葉を出した。

「お父さん、またウンチ漏れてるよ。ほら、早く着替えて」

よっこらしょ、と父の体を支えたが、それでもこらえきれない涙が頬を伝った。

K医師との出会い

四月半ば、父が寝るふとんのまわりに五人が集まった。訪問診療を快諾してくれたNクリニックのK医師、ケアマネジャーのTさん、訪問看護師二名、それに私だ。

K医師はその日、両肩に特大のバッグを提げ、手にはこれまた大きな医療用アタッシェケースを持ってひとりでやって来た。これまで父が利用していた訪問看護師がいるためクリニックの看護師は同行せず、今後もひとりで来宅するという。

「食欲があれば、なんでもお好きなものを食べていいですよ。イチゴもメロンも存分に召し上がってください」

にこやかに語りかけ、手際よく血圧測定や採血を進めていく。K医師の到着間際まで「家に医者が来るなんてイヤだ」と拒んでいたはずが、父はさも安心したように話し出した。

「私はずっと小学校の教師をやってたんです。体育の授業では、子どもたちの先頭に立って校庭を走ってました」

「そうですか。私も小学校の先生にはお世話になりました。立派なお仕事をされて、がんばってこられたんですね。じゃあ今日は、もう少しがんばれるようにお薬を出しましょうか」

「ぜひお願いします。いやぁ、先生みたいに親切な人ははじめてだ」

二人の会話につい笑みがこぼれる。同じ「医療」と名がついても、そこに携わる医師のスタンスはこんなにも違うものかと驚いた。

むろん病院には病院のすばらしさがあり、無数の医師が日々懸命に治療に取り組んでいることは間違いない。積極的な治療や延命処置で救われる患者も数知れず、「救命」こそが使命だとする考えはあって当然だ。

それでも今の父にとっては、K医師の施す「看取りの医療」がふさわしいと思えた。たまたま巡り会えたのかもしれないが、ここまでの道程が長かっただけにその幸運がひときわうれしい。


診察が終わると父を寝室に残し、K医師やTさん、訪問看護師と今後について話し合った。

「熱海からの距離を考えると、急変時の対応ができない可能性があります。私が駆けつけられなくても訪看さんに指示を出しておきますし、電話連絡はいつでもお受けできる体制を整えています」

K医師はそう言うと、「娘さん、毎日おひとりで介護されていますか」とつづけた。横からケアマネジャーのTさんが引き取り、「見なし」による介護体制の説明をはじめる。

「来週から一日一時間ヘルパーが入り、訪看さんは週に二度の予定です。区分変更の結果待ちなので最悪自費になるかもしれないし、当面はそれくらいの体制と考えているんですが……」

Tさんは数日前に介護認定の見直し申請を終え、あらたなケアプランを提案してくれたが、ヘルパーによる訪問介護は一日一時間だった。より多くの頻度を望むことはできるが、自費のリスクのほかに人員のやりくりという問題もあった。

施設などで働く介護スタッフと違い、利用者宅を訪問するヘルパーは兼業主婦、つまり家庭を持つ人が多いという。ゴールデンウィークを控えたこの時期、家族の予定を優先したいヘルパーの事情もあり、スケジュール調整がむずかしいのだ。

「なるほど……、するとほとんどの時間は娘さんだけになりますね。ではお父様の急変時、もしも娘さんが救急車を呼ばれたら、車内からでもいいので私に一報だけいただけますか」

思いがけないK医師の言葉だった。これまで私が読んだ数多くの本、在宅看取りに携わる医師たちが著した本の中には、「救急車を呼んではいけない」と書かれていたからだ。

中には救急車を手配した家族に対し「どうして呼んだのか」、そう叱責したという医師のエピソードもあった。ところがK医師は、家族による救急搬送の可能性を示唆し、おまけにそれを認めるような口ぶりだ。

本から得た情報、在宅看取りでは救急車を呼ばない前提ではないのかと問うと、K医師は苦笑いを浮かべた。

「医者それぞれの考えもありますし、なによりご家族の個別の事情が違います。もちろん最期までご自宅でというのが理想ですが、仮に患者さんが目の前で苦しみ出したら、ご家族だってパニックになりますよね。ましてこの家は娘さんしかいない。おひとりでパニックに耐えろ、絶対救急車を呼ぶなというほうが酷ではないか、私はそう思います」

誠実な人柄と現実的な思考が伝わってきた。実際に救急車を呼ぶか否かはともかく、「呼んではいけない」と決めつけられれば家族の不安は増す。それよりも「呼んでもいい」と可能性を与えられたことで、私はずいぶんと楽になれた。そして実際、父の死の間際には、K医師の言葉が在宅看取りの現実を踏まえたものだと痛感することになる。

異性の親の「インセン」

あらたなケアプランには介護用ベッドやポータブルトイレなどの介護用品に加え、週に二度の訪問入浴が計画されていた。とはいえいずれも手配までは数日を要し、訪問入浴については一週間後からの開始だという。

「訪問入浴の際には浴室からの給湯が必要なので、ベッドやポータブルトイレが到着次第、お父様は一階の和室に移っていただきましょう。それまでは二階のおふとんで身体介護をさせていただきます」

Tさんはいとも簡単そうに言ったが、プロによる介護は一日のうち一時間。残りは私が取り組むことになり、そこには予想を超えた事態が次々と降りかかった。

「ヘルパーがいないときは、娘さんがインセンをするんですよね？　やり方はわかりますか」

あらたな介護体制がスタートした初日、私と同世代の熟練ヘルパーからそう言われた。インセン？　聞いたこともない言葉の意味を尋ねると「陰部洗浄」、つまり汚れた陰部を洗って清潔にする行為だという。

「やり方を教えるので、よく見ていてください」

ヘルパーは持参した空のペットボトルに五〇度のお湯を入れた。キャップにはキリで開けたような数個の穴があり、ボトルを逆さにすると簡易シャワーのように使える。

次に寝ている父を横向きにさせ、隙間のできた敷布団の上に防水用のポリ袋と破って広げた紙パンツを差し込んだ。本来は専用の防水シートを使うのだが、予備知識のない私は用意していない。紙パンツには水分を吸収する機能があるため、取り急ぎの代用品だ。

つづいて父を仰向けの体勢に戻し、ジャージのズボン、つい最近使い出した紙パンツを脱がせた。露わになった下半身に一旦タオルをかける。

今度は陰部を覆うタオルをずらし、ペットボトルに入ったお湯をかけながらボディーソープを泡立たせる。介護用手袋をはめた両手で陰茎や陰嚢、肛門周辺などを丁寧に洗い、再びお湯をかけてタオルで拭く。防水用のポリ袋と広げた紙パンツを取り除いてひとまとめにしたら、父に新しい紙パンツと洗濯済みのジャージズボンを穿かせて完了だ。

「脱がせた紙パンツは汚れている場合もあるので、使い終わった防水シートと一緒に丸め、古新聞で包んでください。家庭用のゴミ袋に入れても安心して捨てられますから」

そうしてインセンに使うタオルには「下」、顔や体を清拭《せいしき》するタオルには「身体」とマジックペンで記入した。こうすれば別々に洗濯できるからだが、なるほど「下の世話」とはよく言ったものだ。

ヘルパーの手際の良さを目の当たりにし、的確なアドバイスを聞きながら、やはりプロはすごいなぁ、そう感嘆した。一方でヘルパーがいない時間、自分が一連の作業をすることに冷や汗が出そうだった。

正直に言えば、私は父の陰部を見たくない。ましてや陰茎や陰嚢を両手で洗うなど絶対にイヤだ。

それまでも父がこだわった布パンツや汚れたズボンを替える際、陰部を目にしたことはあった。その都度、見てはいけないものを見てしまったようなざわついた気分を覚えたが、今後は「さわって、洗って、拭いて」、それをあたりまえとして行わなくてはならない。

息子二人を育てた私には、当然オムツ替えも、異性である息子たちの陰部を洗った経験もある。過去には複数の男性との性的関係があり、そういう異性の陰部はむしろ愛おしいものだった。けれども父親という存在はまったくの別物だ。その陰部を洗うことなど想定になく、人生初のインセンに恐怖すら覚える。

ほかの人はどうしているのだろう、そう疑問がわいた。娘が父親の、息子が母親の、要は異性の親のインセンをする際、抵抗はないのだろうか。

数年前まで父親の在宅介護をしていた女友達に電話をした。インセンへの抵抗感を伝えると、ハハハッと大きな笑い声が返ってきた。

「言っておくけど、赤ちゃんのオムツ替えとは違うよぉ。年寄りはお尻にシワも寄ってるし、ウンチがシワの隙間に入ってもう大変。チンチンだってびろーんと垂れ下がってるでしょ。だからチンチンをつかんで持ち上げて、タマタマの裏側もよく洗って、下手したら肛門に指まで入れて残ってるウンチを掻き出すとかさ。そういうこと、全部やらなくちゃならないわけよ」

　介護関連の情報は山ほど出回っている。介護保険の仕組みとか、お勧めの老人ホームとか、介護人材不足とか、いずれもマスコミの恰好のネタだ。けれどもこんなふうに「生きた言葉」、本当の意味でのなまなましい体験談に接したことはなかった。

「タマタマの裏側？　肛門に指を入れる？　ほんとにやったの？」

「やったに決まってるでしょ。だからアンタの抵抗感もよくわかる。誰だってそんなことやりたくない。仕事ならともかく、身内っていろんな感情があるもんね。でもやらなきゃならないってなると、もうしょうがないじゃない。そのうち慣れるからさ」

　そのうち慣れる、さすが体験者は言うことが違う。女同士のざっくばらんな会話に気持ちも軽くなり、そういう人間関係があることがつくづくありがたかった。

　多忙な仕事を抱えてきた私だが、一方では家事に子育て、近所づきあいやＰＴＡ行事など仕事以外の日常もこなさなければならなかった。明日の家事の心配もなくみずからの業務に没頭し、順当に出世していく周囲の人たちを見ながら、羨《うらや》んだり、引け目を感じたことも数知れない。それでも人生とは不思議なもの、自分の気づかないところで得た何かがあるからこそ、インセンについて語り合える友がいる。

「ヘルパーさんにもやり方を教わったんだけど、本当にうまくできるか心配でさ。困ったときには電話していい？」

「もちろん。っていうか、私がアンタの実家まで行って手取り足取り、ついでにチンチン取りで教えてやろうか」

ハハハッ、女友達はまた豪快に笑い、つられて私も吹き出した。

看取りはひとりではむずかしい。医師や訪問看護師、ケアマネジャーやヘルパーがそろっていても、それらとは別の人、心の内をさらせる誰かが必要だ。

インセンだってそのうち慣れるさ、女友達に助けられた私は、ともかくも前を向くことにした。

浴室の一大事

「今日は風呂に入りたいよ」

父からそう言われたのは、熟練ヘルパーにインセンのやり方を教わった日の夜だった。このころ、父はかろうじて自力でトイレに行き、二階の寝室から一階の茶の間への移動もできていた。あらたなケアプランで週に二度の訪問入浴が計画されていたが、開始まではまだ数日かかる。それでなくてもこのところ体のつらさから臥せっていたし、インセンを先送りしたい私にすれば入浴を助けるほうがずっとマシだ。

早速準備を整えると、裸になった父は自力で湯船につかった。イヤでも陰部が目に入るが、こういう場面ではやむを得ない。そのまま洗髪し、髭剃りを手伝い、さぁそろそろ上がりましょうとなって一大事が起きた。父が浴槽の縁をまたげないのだ。

昔ながらの実家の浴室は、深いステンレス浴槽で手すりもない。入るときは洗い場から足を下へ向けて浴槽をまたげばいいが、反対に出るときには片足を上げて浴槽をまたぎ、もう片方の足で体を支えなくてはならない。この動作が思うようにいかないのだ。

元気な人には苦もないことが弱った人にはむずかしい。その現実を知らなかった私は、慌てふためいて父の体を引っ張り上げようとした。

ところがその私も、二〇一九年末に交通事故で負った腰椎圧迫骨折の影響で腰に力が入らない。事故以来、重い物を持つことは避けてきたが、「重い人」には意識が向いていなかった。

「お父さん、ほら私につかまって、もう少し踏ん張ってよ」

「ダメだ、足が上がんないよ、助けてくれぇー」

裸の両脇に腕を差し込み、よっこらしょ、よっこらしょと気合いを入れても、父はズルズルと滑り落ちるように戻ってしまう。私は服のまま湯船に飛び込み、「おんぶ」の姿勢で担ぎ上げようとした。それでも父の体はずしりと重く、こちらのほうが耐えかねてひっくり返りそうになる。

「ハァー、ハァー、ハァー」

どんどん荒くなる父の息遣いを聞きながら、私のほうも焦りで激しい動悸《どうき》に見舞われ、二人そろってほとんどパニック状態だ。

そこからどうやって引っ張り上げたのか覚えていない。火事場のバカ力と言えばいいのか、無我夢中で力を振り絞るうち、ようやく洗い場に戻すことができた。そのまま脱衣所の床に寝かせ、大急ぎで身体を拭く。父は全力疾走したように激しい呼吸をし、顔面蒼白のままグッタリと動けない。それでもしばらくするとジュースを口にし、私の手を借りながら肌着と紙パンツ、ジャージの上下を身に着けた。

「さっきは死ぬかと思ったよ」

這うようにして二階の寝室へ戻った父がつぶやいた。それは私のセリフだよ、と言いかけて、一気に疲労が襲ってきた。

在宅死と聞けば、ベッドやふとんで安らかに、眠るように亡くなる姿をイメージする。けれどもひとつ間違えば風呂で、トイレで、予想もしなかった最期が訪れることだってあるはずだ。

「お父さん、あのまま素っ裸で死ななくてよかったねぇ」

「まったくだ、あんな恰好じゃ恥ずかしくて困っちゃうよ」

軽い笑いを交わしながら、内心では怖くてならなかった。みずからの体力や知識のなさを痛感し、本当に父を看取れるのかと大きな不安に包まれる。

インセンへの抵抗感につづいて入浴でも大失敗、湯船に飛び込んでずぶ濡れになった服の冷たさがいっそう堪えた。

あれもこれも想定外

「今後は月極《つきぎめ》駐車場をご用意いただきたいんですが……」

ケアマネジャーのTさんからそんな依頼があったのは、あらたなケアプランに移行する直前だった。

実家は古い木造住宅が密集する路地に面し、駐車スペースどころか車の進入も不可能だ。父のオンボロ軽自動車は町内の月極駐車場に止められ、ヘルパーや訪問看護師には来宅のたびに近くのコインパーキング利用を頼んでいた。むろん、駐車料金はこちらが負担する。

「これまではどうにかなりましたけど、ヘルパーの訪問回数も増え、K医師や訪看さん、訪問入浴と入れ替わり立ち替わりの駐車場利用が必要です。コインパーキングでは満車で止められない場合もあって、そうなると毎日の介護だけでなく、急変時の対応にも困ります」

Tさんの説明はもっともで、すぐにでも快諾したかった。だが、店舗や家屋が密集するこの地域では月極駐車場の需要が高く、新規の申し込みはむずかしい。

不動産業者に問い合わせたが、近隣の月極駐車場はすべて埋まっていた。こうなっては父の軽自動車をコインパーキングに止め、空いたスペースを使ってもらうしかない。連日二四時間の駐車をつづければ相当な料金になるだろうが、ほかに手段がない以上やむを得ないと判断した。

その後、幸いにも近所の人の紹介で実家から徒歩三分の月極駐車場を契約することができたが、在宅看取りに「駐車場が必要」とは、それまで考えてもいなかった。言われてみれば当然のこと、訪問医に訪問看護師、ヘルパーや訪問入浴スタッフは車を利用するわけで、駐車場がなければどうにもならない。とりわけ訪問入浴は複数人のスタッフが専用の大型機材を持参するため、利用者宅に近い駐車場の確保が求められる。

自宅に駐車場がない家庭、マンションなどの集合住宅で月極駐車場の空きがない場合はどうするのだろう。インセンについてもそうだったが、本当の意味でなまなましい体験談、現実を反映した情報の乏しさをつくづくと感じた。

ほかにも想定外は数々あった。父の在宅看取りを進めるにあたり、私は新しい肌着や靴下、ジャージの上下などを用意した。それまで父が着用していたものは、黄ばんでいたり、ほつれていたり、お世辞にもきれいとは言えない。毎日ヘルパーのお世話になるからには恥ずかしくない恰好を、そう考えてあれこれ買いそろえた。

「この靴下、ハサミで切ってもらっていいですか」

新品の靴下を手にしたヘルパーが言う。思わぬ申し出に戸惑ったが、そこには看取り介護ならではの事情があった。

父は夏場を除き、普段から靴下を履いて就寝した。だからあらたに買いそろえたわけだが、ゴムがきついと皮膚を圧迫し、かゆみや痛み、場合によっては褥瘡《じょくそう》（床ずれ）を招くという。だからゴムの部分に縦の切れ目を入れ、要は履き口を広げる必要があるわけだ。

ヘルパーに言われるまま、新品の靴下をハサミで切った。あらためて自分の知識不足に落ち込んだが、現実はその程度では済まなかった。

「できればジャージはやめていただきたいです」

インセンと清拭を終えたヘルパーから次なる指示が出る。父はジャージをパジャマ代わりにしていたが、体にフィットした上下はそのぶん外からの着脱がやりにくい。ぶかぶかのパジャマなら袖口やウエスト部分に余裕があるため、父は体を通しやすく、介助者のほうも着せやすいというわけだ。

「すみません、私なんにも知らなくて。すぐにパジャマを用意します」

「こういうことって、ご家族のみなさんは知りませんよ。実際に体験しないとわからないですもんね。余計な出費をさせてごめんなさい」

何組も買いそろえたジャージの上下を片付けると、ヘルパーは同情するような目を向けた。表向きは平静を装った私だが、内心ではまた冷や汗が出そうだった。

今日にでもパジャマを買いに行かなくてはならないが、取り扱う店までは車での移動が必要だ。父のオンボロ軽自動車は調子が悪く、サッと乗ってパッと買ってくるのはむずかしい。ネットショッピングを利用する手はあるが、肌触りやウエストゴムの具合を確かめられないとさらなる失敗の恐れもある。こういう想定外にはつくづく頭が痛い。

「紙パンツの件もお伝えしていいですか」

ヘルパーからまた指示が出た。紙パンツの中に専用の防水パッドを入れ、二重にしたほうがいいという。

「オシッコやウンチで汚れるたびに紙パンツを交換するのは大変です。紙パンツと一緒にズボンも脱がせなくてはならないし、交換される側だって体力を消耗しますから。パッドを入れておけば、それだけを取り除いて新しいものと交換すればいい。費用の面でも安く済みますよ」

アドバイスを受け、早速近くのドラッグストアに駆け込んだ。介護用品を扱う棚には、S、M、Lなどのサイズに加え、「二回用」、「四回までのたっぷり吸収」、「夜間OK」、そんな表記の専用パッドが並んでいる。

どれを選べばいいのかさっぱりわからなかった。先ほどのヘルパーに確認してから来ればいいものを、気ばかり焦ってこの始末だ。そう長く父をひとりにしてもおけず、ともかくも適当なサイズを見繕った。いずれも三〇枚前後が入っているが、三パックも買えばそれだけで五〇〇〇円以上の会計になる。

実家に住むようになって以来、日々の生活に関わる出費はどんどん増えていた。どんなものが必要で何が適当なのか、具体的にわからないまま自分の思い込みだけでモノを買う。新品の靴下やジャージしかり、それらが結局は無駄になることも多く、サイフの中身だけでなく気持ちもガクンと下がってしまう。

想定外の出費は、父が亡くなるまでずっとつづいた。使用頻度の高い紙パンツや専用パッドは一パックあたり数千円、医療・介護用の使い捨て手袋は一〇〇枚入りで千数百円する。両手で使う手袋だから五〇回分、排泄処理や着替え、食事介助、口腔洗浄などその都度交換するため五日も持てばいいほうだ。

交換用のシーツや布団カバー、ベッド上に敷く防水シート、洗浄綿やマスク、血圧計や酸素飽和度測定器、口腔洗浄用のブラシやスポンジ、高カロリーの介護用ゼリーやジュース、そんな品々を購入すればたちまち万単位の出費だ。在宅看取りは決して安くはない、少なくとも私はそう感じた。

「最後は苦しむよ、家族は見ていられない」

介護ベッドやポータブルトイレが搬入され、訪問入浴を機に一階の和室へ父を移動させるという四月下旬、高校時代からの親友が見舞いに来てくれた。

「おじさん、お久しぶりです。今日はお顔を見に来ましたよ」

「ああ、Nちゃん、元気そうでなによりだ。会えてうれしいよ」

青春時代をともに過ごした親友とは互いの親同士も親しく、父にとっては気の置けない存在だ。ひとしきり寝室で語り合ったあと、親友と私は近くの喫茶店に出かけた。父をひとりにするのは心配だが、当人が「フルーツパフェでも食べろ」と強く勧めたのだ。

実家から徒歩三分、高校時代から行きつけだった老舗《しにせ》の喫茶店で向き合った彼女は、言葉を選ぶように慎重に切り出した。

「あのさ、このまま家に置いておくのは無理じゃない？　悪いこと言わない、おじさんはもう入院させたほうがいいと思うよ」

そうして自身の体験談を聞かせてくれた。

六年前、彼女は父親を胆管がんで亡くしている。当の父親は入院しており、彼女が見舞うとベッドの上で見たこともない苦悶の様子だった。あわててナースコールをすると、「麻薬を使って痛みを抑えるか、それとも利尿剤で肺の水を排出させるか」の二者択一を迫られたという。

がん末期の父親は激しい痛みのために医療用麻薬を使っていたが、一方で肺水腫により呼吸困難も起こしていた。肺の水を減らすために利尿剤を使うと、麻薬も排出されて鎮痛効果が減る。といって利尿剤を使わなければ、体内にたまった水分で肺が圧迫される。

「痛みか呼吸困難か、どっちか選べと言われてもね……」

彼女は葛藤を思い出すように遠くに目をやった。

「結局、痛みを抑えてくださいってお願いしたんだけど、そうなると呼吸は苦しいままでしょ？その苦しみようが、もう見てられるレベルじゃないの。私、あまりに怖くて病室を出ちゃった。そのまま逃げるように家に帰って、父は翌日亡くなったのよ」

四〇年以上のつきあい、互いの深いところまで関わる友からはじめて聞く話だ。フルーツパフェのアイスクリームが溶けるまま、私は小さな声を返した。

「そんなことがあったなんて、知らなかったよ」

「だって人には隠してきたもの。死に際の親が怖くて逃げたなんて、簡単に言える話じゃないでしょ？　でもね、自分で経験したから言うの。おじさんだって最後は苦しむかもしれない、そしたら家族は見ていられないよ。ましてアンタはひとりで介護してる。家で看取るなんてやめたほうがいい、入院させて医者や看護師に任せたほうがいいって」

あくまでも素人、当時の混乱を思えば、その内容には医学的な誤りもあるだろう。そもそも私が読んだ在宅死や在宅看取りに関する本には、「苦しむ」という記述は見当たらなかった。それどころか「平穏死」や「自然死」、眠るように亡くなるとか、枯れるような自然な最期だとか、何百人もの患者を看取ったという医師たちがそう述べている。

親友の助言はありがたかったが、一方でそのまま受け入れる気持ちにもなれなかった。もしかしたら病院で過剰な医療を受けたから苦しんだのではないか、そんなふうにも思えた。実際に在宅死を推奨する医師の本には、「病院死」への批判的記述が少なくないからだ。

無用な点滴でかえって患者を苦しませる。胃ろうや鼻からのチューブによる栄養摂取過多で痰が増え、つらい吸引措置を受けなければならない。「死にどき」を先送りされた高齢患者に、次々と延命治療が施される。

要は病院だから苦しむのであって在宅なら平穏な最期だと、看取りの現場を知る医師たちの言葉には説得力があった。だから親友の言う「苦しむ」が、にわかには信じられない。

一時間ほど語り合い実家に戻ると、父は穏やかな顔で熟睡していた。このまま最期まで安らかだろう、私はそう予想して親友の言葉を打ち消した。

美談で済まない家族の介護

二〇二二年四月二九日、昭和の日の祭日をスタートに五月八日までの大型連休がはじまった。前日から開始された訪問入浴を機に一階の和室へ移動した父は、介護ベッドの上で私のインセンを受けることになった。

「おまえにこんなことさせられないよ、ここまで世話になって生きていたくないよぉ……」

露わになった陰部を両手で洗うと、父はさも居たたまれないように悲痛な声を出す。

「ヘルパーにやってもらうから。早くヘルパーを呼んでくれ」

同じ懇願を何度もする。娘のインセンを受ける恥ずかしさ、加えて娘の手際の悪さもあり、父はあれほど避けていたヘルパーによる介護を求めるようになった。

とはいえヘルパーの訪問介護は一日一回、一時間のみ。おまけにそのスケジュール調整は思ったようにはいかなかった。

あらたに計画された週に二度の訪問入浴は朝一番の午前八時二〇分開始、午前九時終了だ。その後、今度は午前九時や一〇時にヘルパーがやってくる。

訪問入浴で全身を洗い着替えを済ませるため、直後にヘルパーが来てもインセンや清拭の必要がない。入浴で疲れた父にすればひと眠りしたいし、実際に寝てしまう。ヘルパーはこれといった介護ができなくなり、半ば手持ち無沙汰の状態だ。本来なら午後や夕方の時間帯、陰部の汚れが気になりだす時間や、食事介助の時間に合わせてもらいたいのだが、現実はそう都合よく運ばない。

前述したように利用者宅を訪問するヘルパーは兼業主婦が多く、子どもの帰宅時間や夕方の家事の時間帯には仕事より家庭を優先したい。こちらのニーズはあってもあちらには人がおらず、おまけに大型連休ではますます人員確保がむずかしいのだ。

一日の大半の時間、介護をするのは私しかいない。インセンにしても女友達が言ったように「やらなきゃならないってなったら、もうしょうがない」、そのとおりの現実に格闘する羽目になった。

とはいえ所詮《しょせん》は「にわか」、少しやり方を教わった程度でうまくできるはずもない。ズボンの着脱だけで四苦八苦、陰部を洗い流したお湯をベッドにこぼして右往左往、そんな不手際がつづく。

「お父さん、下手くそでごめんね」

うろたえる私に、父はまた悲痛な声で訴える。

「もういいよ、そんなことやらなくていい。俺はトイレを使うし、汚れたままだって構わないから」

このころ、父はまだベッド脇に設置されたポータブルトイレで用を足せていた。一見インセンの必要はないように思えるが、便の拭き残しがあったり、ときどき便漏れしたり、結局のところ陰部は汚れる。それでも娘の手を煩わせるより、汚れたままで構わないと言い張る。

ここに来て「介護される側」の気持ちを知った。介護するほうに複雑な感情があるならば、相手にも同じか、それ以上の思いがある。娘や息子に下の世話をされる抵抗感、家族に迷惑をかける負い目や罪悪感、そもそも適切な介護が受けられないことへの苛立ちだってあるだろう。

ヘルパーの数倍の時間を要してインセンを済ませると、仰向けになった姿勢の父がつぶやいた。

「こんなことになるとはなぁ……」

ギュッと目を閉じたまま、無念そうな響きがする。

「悪いなぁ、悪いなぁ。おまえに申し訳なくて、もう明日にでも死ねたらなぁ……」

いかにも切なげなその言葉に、私のほうも胸がふさがるようだ。

「今さら何言ってんの。家で死ぬって散々言ったのはお父さんでしょ。そんなに早く死なないし、死ぬまでお世話させてもらうから大丈夫だよ」

気持ちを奮い立たせて明るい声を出した。それでも父の閉じた目尻に滲む涙を目にして、ますます胸がふさがる。

住み慣れた家で最期を迎える、家族に見守られて安らかに旅立つ、そんな美談では語れない心の揺れが、父にも私にも波のように押し寄せた。

酸素マスクと「ソセアタ」

翌日、K医師の訪問診療に合わせてふたつのものが用意された。ひとつは在宅酸素療法のための機器だ。専門業者が来宅して設置した酸素供給器は縦一メートル、横が五〇センチほどのボックス型、長いチューブの先に酸素吸入用マスクがついている。

「こういうマスク、ドラマとかでは見たことありますけど、素人の私が扱えるものですか」

使用方法の説明を聞きながら業者に尋ねると、軽い調子で返ってきた。

「火に近いところでの使用は厳禁ですけど、あとは慣れ。みなさんふつうに使ってますから大丈夫ですよ」

単純な私は安心したが、試しに父の顔にマスクを当てるとたちまち顔をしかめられた。

「邪魔くさい。こんなもの、どっかに片付けてくれ」

文句を言えるくらいなら、当面酸素マスクなど必要なさそうだ。それでも念のため訪問看護師に使い方を教わろうと、午後に予定されている来宅を待った。

「K先生からソセアタの注射剤と投薬指示書が出てますね」

すっかり顔なじみになった看護師が言う。強力な鎮痛作用のあるソセゴン、精神安定や嘔気《おうき》抑制効果があるアタラックスP、両者を合わせて「ソセアタ」だと教えられた。

「仮に父が苦しみ出したら、ソセアタを使うってことですか」

「そうですね。注射は看護師が打てますから、もしもお父様が急変されたらすぐに電話をください」

「ソセアタを使えば、苦しまず、眠るように亡くなるってことでしょうか」

「おそらく……」

歯切れの悪さがわずかに引っかかったが、鎮痛作用のある注射が用意され、何かの際には看護師が駆けつけてくれるという安心感ははるかに大きい。酸素もある、鎮痛剤もある、眠るように亡くなる父の姿を想像し、不謹慎ながらうれしささえ込み上げた。

一方で、私にはまだ父の死がリアルなものとして感じられなかった。食欲は減退したが、それでも果物やヨーグルト、高カロリーの介護用ゼリーなどは進んで食べる。訪問入浴を終えると牛乳を一気飲みし、K医師が処方した薬も欠かさない。二、三時間置きにポータブルトイレで用を足し、ベッド上で手鏡を見ながら自分で髭剃りをする。ヘルパーから「H小学校に通っていた」

などと聞こうものなら「僕は五年も勤めていた。今だって校歌を歌えるよ」、そう喜色満面で一緒に校歌を歌い出す。

酸素もソセアタも、使う場面が思い浮かばなかった。あるときコロリと逝ってしまうようで、それこそ父の願いが叶うかもしれないと想像が膨らんだ。

死の目安

「これ、危ないよ」

市内の総合病院で看護師をする従妹が見舞いに訪れ、ポータブルトイレを見るなり言った。介護用ベッドに隣接したトイレは、畳の上にセッティングされ安定性が悪い。土台の部分に重しを置いていたが、体重をかければグラつき、確かに危ないものだった。だが、従妹の注意は別のところにあった。

「伯父さんがトイレで用を足したあと、何かの拍子に転んじゃうとするでしょ？　そしたら、今の脚力では起き上がれないと思う。もしも夜中にひとりで転んだら、そのまま誰かの助けを待つしかないよ。場合によってはうつ伏せのまま窒息しちゃうとかね。実際、そういうケースはあり得るの」

従妹の説明に驚いた。転んだまま起き上がれない、うつ伏せのまま窒息する、そんな可能性はまったく考えていなかった。

「ほんとは紙オムツにして、排泄はすべてベッド上でしてもらうのがいいんだけど、これはこれでむずかしいのね」

足元がおぼつかないとはいえ、父は両手が自由に使える。仮に紙オムツを使用した場合、パンツのように自分で下げられるが、紙オムツは構造上、元の位置に引き上げることはできない。ウエスト部分がゴムではなく、粘着テープで止める仕組みだからだ。

「オムツは力任せに下げられるけど上げられない。そうなると腿のあたりでつっかえちゃう。そのまま動こうとしたら転ぶし、手が使える人にはかえって危ないの」

病棟勤務が長い従妹は、さすがに視点が違う。ならばベッドの柵を固定、つまりベッドから降りられないようにするのはどうかと尋ねると小さく首を振った。

「これまでポータブルトイレを使ってたでしょ？　要は自分でトイレに行こうとする気持ちが強いから、下手すれば柵を乗り越えようとするかもしれない。そのまま転落する可能性があるから危ないよ」

病院や施設ではこうした行動を想定し、ベッド横の床にセンサーマットを敷くこともあるという。センサーが作動すると看護師や介護スタッフが駆けつけるため、仮に転倒、転落があってもすぐに対応できる。だが在宅看取りでは、そこまでの体制は整わない。

「こんな言い方したら申し訳ないけど、伯父さんみたいな状態の人が一番危ないの。ちょっとは動けるけど、いざ動いて何かあれば自力では対応できない。看護や介護する側から考えると、完全に寝たきりのほうが楽って部分もあるのよね」

身内だけに下手なきれいごとで取り繕わない。私のほうも本音を打ち明けやすくなり、かねてから知りたかったことをぶつけてみた。

「死が近づくとどういう状態になるの？　そろそろ亡くなるかなって、なんか目安はある？」

本来ならK医師や訪問看護師に尋ねるべきかもしれないが、捉え方によってはまるで死を待ち望んでいるように誤解されかねない。その点、従妹なら気兼ねなく、おまけに職業人としての知識もある。

断定はできないけど、そう前置きして従妹はひとつの目安を示した。

「オシッコかな。出なければ三日以内に亡くなるって考えていいと思う」


むろん父には聞かせられない話だが、幸い当人は深い眠りの最中だった。従妹はベッド上の父から茶の間に視線を転じると、「助けが来てくれてよかったね」と言った。五月三日から五日までは私の長男、五日から八日までは次男が、それぞれ連休を利用して介護を助けてくれることになっている。ちょうど茶の間に居合わせた長男を見て、安心したように微笑んだ。

「私もね、母の在宅看取りを勧められたことがあったんだけど……」

従妹の母、私にとっての叔母は介護施設に入所している。一時期体調が悪化した際、従妹は看護師長から長期休暇を取って自宅で看取ってはどうかと提案されたという。

「コロナで面会もむずかしいし、施設で亡くなるのはかわいそうだし。休職して在宅看取りをしてあげたい気持ちはあったけど、私ひとりでは無理だなって。誰か家族が同居していればともかく、ひとりで二四時間はきつすぎる」

彼女は若くして夫を亡くしたシングルマザーだ。息子は独立し、私の父の弟にあたる叔父も亡くなり、ひとりで母親の在宅看取りはできないと判断した。幸い叔母は回復し、これまでどおり施設で暮らしているが、看護師である彼女からそんな話が出るとは思わなかった。

「それくらいひとりでの看取りは厳しいってこと？」

「肉体的な大変さもあるけど、なんといっても精神的にきついじゃない。不安もストレスも全部自分だけで背負わなくちゃならないし、親の呼吸がいつ止まるかもわからない空間で一緒にいるって、やっぱり怖いものね」

多くの患者を看取ってきたはずの従妹でさえ「怖い」と言う。逆に考えれば死の現実を知っているからこそ、素人の私には想像もできない怖さを実感しているのかもしれない。

「だけど、伯父さんは立派だよ」

従妹は嚙みしめるように言った。

「たぶんすごく苦しいし、つらいと思う。ふつうなら入院して、どんな治療でもしてくださいと懇願してもおかしくない。ここまで我慢強くて、意志が強い人はめったにいないよ。本当によくがんばってる、すごいと思う」

私は込み上げるものを必死に抑えた。よくがんばってる、それはほどなく旅立つ父への最高のはなむけのように感じた。

「伯父さん、また様子を見に来ますからね」

眠る父に優しく声をかけ、従妹は帰っていった。彼女が去った茶の間で、長男がぽつりつぶやいた。

「じいちゃん、俺らが伊東にいる間に死ぬかなぁ」

オシッコが出なくなれば三日、その目安を耳にした長男は別れのタイミングを計っているようだ。

「かあちゃんがひとりでじいちゃんの面倒を見てるときじゃなく、俺らがいる間に死んだほうがいいよね」

そう、生きている人間は現実を考えなくてはならない。「死にどき」を望むようなその言葉は、一方で疲労が蓄積した私を案じる息子の優しさでもあった。

在宅の上限

「じいちゃん、これまでありがとう」

「おぅ、おまえも仕事がんばれよ。体に気をつけてな。こちらこそ本当にありがとう」

父に別れを告げて実家をあとにした長男と入れ違い、五月五日に次男がやって来た。到着早々、次男の手を借りてシーツと布団カバーを交換し、インセンや着替えを行った。長男もそうだったが息子たちはイヤな顔ひとつせず、祖父の陰部やお尻まわりを清拭する。我が子ながら尊敬のまなざしを送ると同時に、こんなふうに人手のあることがつくづくありがたかった。

寝ている父を横向きにさせ、シーツを交換するだけでも相当な力がいる。腰の悪い私には至難の業だったが、二人でやればひとりが父の体を支え、もうひとりがシーツを整えるという分業ができる。

肉体的な負担軽減だけでなく、「話ができる人」がいる安心感はより大きかった。

「うわぁー、ウンチが漏れ出してパジャマが悲惨なことになってる」

「マジ？　すぐ交換しよう。俺がパジャマを脱がせるから、かあちゃんはお湯とタオルを持ってきて」

そんな会話を交わしながら介護をすると、不思議とつらさを感じない。従妹が言った「ひとりでは無理」は、こういう意味も含んでいたのだと実感した。

私の心身の負担が軽減されるのを待っていたのか、この日を境に父の容体は悪化した。ポータブルトイレを使えなくなり、ベッド上で紙オムツに排泄することを余儀なくされた。わずかにお茶やジュースを口にするだけで、食べ物らしきものは一切受け付けない。なにより呼吸が苦しげで、「邪魔くさい」と拒んでいた酸素マスクを使いはじめた。

「しんどい、しんどい……」

あれほど我慢強かった父がはじめて弱音を口にしたのは翌六日だ。荒い呼吸を繰り返し、発する声はかすれている。

ちょうど訪問看護の予定日、来宅した看護師が酸素の供給量を一分あたり一リットルから五リットルに上げた。それでも父は眉間を寄せ、強張った表情を崩さない。酸素の供給量を増やしてほしいと言うと、ためらいがちに返ってきた。

「こちらのお宅に設置した機器の場合、五リットルが上限なんです」

在宅看取りに制限があるのは織り込み済みのはずだった。高度な医療機器はもちろん、ナースコールもない環境であることは承知していたが、実際に苦しげな様子を目の当たりにすると動揺を抑えられない。

看護師が帰ったあと、急ぎ兄とのZOOMをつないだ。ALSの兄は身動きも、言葉を発することもできないが、画面越しに見た父の様子にショックを隠せなかった。まばたきの動きで反応する特殊なパソコンを使い、〈すぐに入院させて〉とLINEのメッセージを送ってきた。

「お父さん、お兄ちゃんが入院しろと言ってる。どうする？　あんまり苦しいようなら、K先生に連絡して病院を手配してもらおうか」

兄に代わって告げると、父は酸素マスクの下から途切れ途切れに言った。

「病院……なんて……ご免だ。俺は……、もう十分……生きたよ」

ZOOMの向こうの兄は、今にも泣きそうだ。どれほど父のそばにいたいか、自分の声で話しかけたいか、残酷な難病に侵された兄と息子の行く末を案じる父、それぞれの胸中を思うとやりきれない。

「お兄ちゃん、お父さんに何か伝えたいことはある？」

これが二人の最後の交流になるかもしれない。私の呼びかけに兄は大きく顔を歪ませ、それでもLINEに〈ありがとう〉と送ってきた。

「お父さん、お兄ちゃんが、ありがとうって言ってる」

「そう……か……。こちら……こそ……ありが……とう。いい……人生だった、悔い……は……ない……よ」

父の発語に合わせて酸素マスクが白く曇る。本当に必要な酸素量が供給されているのか、その上限を恨みたい一方で、在宅だからこそ叶った父と息子の別れのときだ。

いい人生だった、悔いはない、父の言葉は私の心にも染みわたる。

定年まで平教師で地位とも名誉とも無縁。贅沢もせず倹約に努めた日々。妻を突然死で失い、難病に侵された息子とは会うことも話すことも叶わないのに、それでも「いい人生だった」と言える父。どれほど強い人なのか、つくづくとそう思い知り、私はその手を固く握った。

「お父さん、いい人生でよかったね……」

あとは言葉にならず、ただ涙がこぼれ落ちる。

「泣くな……、いい歳……して……みっと……も……ない」

いかにも父らしい、強気の言葉がうれしかった。

恐ろしい朝

その夜はほとんど眠れないまま、何度も様子を確かめた。オムツ交換では水分を吸収した高分子吸水剤がゼリー状になっていて一安心、まだオシッコが出ている証拠だ。

父はたびたび目を覚まし、その都度「口をゆすぎたい」とかすれた声を出した。ベッドの背もたれを上げ、水の入ったコップを口元に運ぶと自分でブクブク、ペッと洗面器に吐き出す。

「さっぱり……した、ありが……とう」

この数日、繰り返し聞いた「ありがとう」が、深夜の部屋に佇《たたず》む私の心に明かりを灯す。

本当のところ父は苦しいのかもしれないが、なぜだか穏やかな空気を感じた。私を愛し、慈しみ、支えつづけてくれた父との日々が走馬灯のように去来する。

そうして窓の外が白みはじめた七日の早朝、私はわずかな眠りから覚めてまたベッドへ向かった。どういうわけか掛布団が床にずり落ち、父は残った毛布の下で身を縮こまらせている。

「お父さん、寒いでしょう?」

掛布団を戻そうとした瞬間だった。

「グッ、グゥオー、グゥオー、グーッ」

父の口から言葉にならない声が上がった。うめき声や叫び声とは違う、低く濁った、それでいて部屋中に響くような唸り声だ。

見たこともないその顔を、どう表現したらいいだろう。カッと目を見開いて牙を剝き、背中に炎が燃え盛っている不動明王という仏像があるが、それに似てすさまじい形相だ。

両手は空《くう》に突き出され、まるで水面で溺れている人のように上下左右に動いていた。藁《わら》をもつかまんばかりにもがき苦しむ、そんな動きが止まらない。

私はスマホを取りに走り、訪問看護師の緊急用電話を鳴らした。落ち着こうと思っても体が震え、悲鳴のような声が出てしまう。

「父がすごい唸り声を上げてます！　すぐ来てください！」

「こちらからも聞こえます。今から向かうので、しばらくお待ちください」

前日に看護師が来宅した際、急変時にはまず自分に電話してほしいと伝えられていた。K医師は隣市の熱海から駆けつけることになり、下手すれば一時間近くを要するからだ。

「どれくらいで来てもらえますか」

「二〇分くらいかと思います」

騒ぎを聞きつけたパジャマ姿の次男が父に駆け寄り、緊迫した面持ちで体をさする。

「じいちゃん、苦しいの？　しっかりして、しっかりして」

「グゥオー、グググー、ウッウー」

どれほど励まそうが、手を添えようが、私たちは無力だった。ただひたすら、恐ろしさに足がすくみ、冷や汗か脂汗かもわからない汗で脇が濡れ、今にも息が詰まりそうな激しい動悸を覚える。

どれほど時間が経ったのか、玄関から入ってきた看護師が父の指先に酸素飽和度計を、胸には聴診器を当てた。

「体温、三三度しかありません。暖房をめいっぱい、ふとんや毛布ももっと掛けてください。入れ歯をはずすので、入れ歯ケースも」

早口の指示を受け、私と次男はバッタのようにベッドまわりを飛び回った。つづいて看護師はK医師に電話をし、ソセアタを注射するかどうかの判断を仰ぐ。

「K先生からソセアタの指示が出ました。すぐに打てますが、ご家族全員、同意いただけますか」

そう投げかけられてビックリした。家族全員の同意を求められるとは思ってもいなかったのだ。

「兄の同意も必要ということでしょうか」

「強力な注射で、万一の事態を招く可能性があります。娘さんひとりの判断で使用して、あとからほかのご家族と揉めるようなことがあっては困るので」

それでもZOOMを接続する余裕はなく、兄の妻の携帯番号に電話した。妻から兄の同意を取りつけてもらい、ようやくソセアタが注射された。父がもがき苦しみ出してから、およそ一時間が経過していた。

家族の思いはそれぞれ

最後は苦しむよ、家族は見ていられない——、一週間前に聞いた親友の言葉が痛いほど突き刺さる。本当のところ看護師を待つ間、救急車を呼ぼう、今すぐに呼びたい、私は切実にそう思った。死を前にした人の壮絶な苦しみようは到底正視できず、まさにその場から逃げ出したい気持ちに駆られる。

Ｋ医師の言葉も思い起こされた。「急変時、もしも娘さんが救急車を呼ばれたら……」、家族が救急車を呼ぶ可能性について言及していたのは、おそらくこういう状況を想定してのことなのだろう。

父の急変を知った兄の動揺は、私以上に激しかった。ソセアタ投与の同意を取りつける際、当初は「ＮＯ」が返ってきたのだ。それより一刻も早く救急搬送してほしい、兄は妻を通じてそう伝えてきた。といって父の苦しみを長引かせることもできず、半ば押し切る形となった。

その後すぐ、兄は思わぬ行動に出た。知人のコネを頼ってメールを送り、熱海の病院に入院手配を依頼したのだ。当の病院のソーシャルワーカーから連絡があったようで、ケアマネジャーのＴさんは血相を変えてやって来た。

「熱海の病院からお父様の入院許可が出たんです。全然ベッドが空いていないはずなのに、どういうわけですか」

Ｔさんは父や家族の翻意に備え、事前にいくつかの病院の空き情報を確認していたという。当の病院からは「無理です」とけんもほろろに断られたはずが、いきなりの入院許可、それも自分の知らないところで進んだ話に戸惑っていた。

「兄がコネを使ったようで、私も知らなかったんです。さっき兄からＬＩＮＥが来て、今日にでも入院させるように言われて……」

「でも、どうしますか。この状態のお父様を熱海まで搬送するって、かなり危険だと思います」

ソセアタを投与された父は、朝方の苦しみがウソのように眠っていた。それでも意識の底で苦しみを感知するのかビクッ、ビクッと体が震え、手を握ると何かを伝えるように強く握り返してくる。看護師は一旦帰ったが、ソセアタの効力が切れる四時間後にまた訪問の予定だった。

「とりあえず……、また兄と相談してみます」

私はきっぱりした物言いができなかった。Tさんの懸念はもっともだと思いながら、一方で兄の行為を無にする勇気もない。

もしもまた、あの壮絶な場に直面したら、訪問看護師やK医師の到着を待てるだろうか。彼らは父のために待機しているわけではなく、ほかの患者宅を訪問していたり、別の患者の急変に対応中で手を離せないかもしれない。

そもそも兄なりに必死の思いで、コネという非常手段を選んだのだろう。もしもこのまま父を自宅に置き、苦悶の中で死なせたら、兄はどれほど悔しく傷つくだろうか。

ソセアタを投与する際、看護師が「家族全員の同意」を求めた理由がわかった。一口に家族と言っても、それぞれに思いや迷いはある。

まして兄は、父の間近にいることができない。すでに亡くなった母の最期にも葬儀にも立ち会えず、当時入院していた病院のベッドでただひとり泣いていたという。身動きできない体では自分の涙さえ拭えず、そんな経験をしたからこそ、せめて父には最善を尽くしたいと考えても無理はない。

LINEで兄と相談し、兄の妻の意向も確認し、コネで確保した熱海の病院へ搬送することにした。とはいえ大型連休中では先方も手薄、なにより主治医であるK医師の許可と紹介状が必要だ。

「あさって、九日の月曜日がK先生の往診日です。そのとき先生から紹介状をいただき、熱海の病院に入院させることにしました」

介護事業所に戻ったTさんに電話すると、静かな口調で返ってきた。

「お気持ちはよくわかります。お父様もギリギリまでご自宅で過ごせたんですから、きっと満足ですよ」

在宅看取りのゴールテープに手が届きそうな今、思いがけない結末を選択しようとする兄と私だった。

迫りくる死

朝方の来宅から四時間後の午前一〇時、ソセアタ投与のために看護師が来宅した。熱海の病院に搬送予定だと伝えると、たちまち複雑な表情が浮かんだ。

「お父様は自宅で最期を迎えたいと希望されていましたよね？　今さら入院ですか」

在宅医療を担う立場では自然な反応だろう。重篤な患者を搬送するリスクを案じているにも違いない。それでもどことなく「裏切り」を責められている気がしてグサリと来た。

「お世話になっているのに申し訳ありません。兄の意向もあるし……、私も……、父が苦しむ……姿が……、怖くて……」

思いがけず声が震え、涙が込み上げる。極限まで高まった緊張が、ついに限界を超えてしまったようだ。

「娘さん、泣かないで。こちらこそきつい言い方をしてごめんなさい」

看護師は焦った様子で言うと、取り繕うように笑顔を作った。

死を扱い慣れている医療者と、何の知識もスキルもない家族では、視点も意識も違う。プロにとっての日常は素人にしたら異次元、だから食い違いは起こり得るし、場合によっては対立に発展しかねない。

実際、看護師が放った言葉に何の悪気もないにせよ、私にしたら堪えるものだった。そういう落差を放置すればおそらく信頼関係は崩れるし、それは両者にとって不幸なことだ。

不意の涙が、ともかくもその場の食い違いを解消した。看護師はソセアタを投与し、父の酸素飽和度や血圧を確認すると、「いつでも連絡してください」と優しく言い残した。

早朝の急変からはじまったその日は、午前一〇時、午後二時と訪問看護がつづいた。次の予定は午後六時、ところが父は予定前、五時を過ぎると再び苦しみ出した。

例の唸り声は小さいものの、顔全体が強張り、閉じた目が吊り上がる。訪問看護師の緊急用電話を鳴らすと別の患者宅にいたようで、結局三〇分以上を要して来宅した。

「オシッコが出なくなりましたね」

ソセアタ投与の安心感も束の間、看護師の口から漏れた一言にまた緊張が高まった。オシッコが出なくなったら三日以内、従妹から聞いた「死の目安」が現実として訪れたことを実感する。

「口が渇くと思うので、ときどき湿らせてあげてください」

そう指示された私は、口腔洗浄用のスティック型スポンジに水を含ませ、父の唇や口の中を静かに拭った。朝方の苦しみの最中、入れ歯をはずされた父の口元は寒々しい。小さく、けれどリズミカルな呼吸が繰り返されているから生きているのだが、前歯のない顔はやけに生気なく見えた。

次の訪問看護は午後一〇時、その二時間ほど前に兄とのＺＯＯＭをつないだ。兄の妻も同席の上、画面の向こうの二人に報告をする。

「もうオシッコが出てないし、あさって熱海の病院に搬送するのは無理かもしれない」

最終判断は任せる、そう伝えてきた兄夫婦に父の姿を見せると、兄の妻からぽつりと返ってきた。

「なんか苦しそう。もう楽になってほしいね」

妻の隣で泣いている兄が見えた。画面越しであっても、十分感じるものがあるのだろう。重篤な父とＡＬＳの兄、双方無言でもじっくり別れの時間を取りたかったが、現実はそうもしていられない。実のところ私は心身ともに疲れていて、手にしたタブレットの重さもしんどいほどだった。

刻一刻と迫りくる死、その一部始終を間近で見る人はどれほどいるのだろう。在宅医療が推進される今、住み慣れた家で最期を迎える人は増えているのかもしれないが、一方でその死までの行程を逐一見つづける家族はどんな状況、あるいは心境なのだろうか。

むろん穏やかに、幸せに包まれる家族もいるに違いない。私もほどなくそんな心境に至るのかもしれないが、少なくともその時点では怖くてならなかった。

「じいちゃん、明日までもつかなぁ？」

次男がそれとなく話しかける。その明日は大型連休の最終日、仕事を控えた次男は帰宅し、私はひとりになってしまう。

今、私以外の家族がいることが心底救いだった。もしも私がたったひとりで、父の死の瞬間を迎えるとしたら、そう考えるとやはり怖くて心細かった。

臨終

午後一〇時、その日五回目のソセアタを投与した看護師は、静かに言った。

「このあと、娘さんたちが寝ている間に、お父様が息を引き取られるかもしれません」

いわゆる「今夜がヤマ」ということだ。そう告げられてやすやすと眠るわけにはいかないが、父の傍らに立ちつづけるのもつらかった。簡単な食事を済ませ、ひとまず次男だけを二階の寝室へと向かわせた。

ボーン、茶の間の柱時計が深夜一時を知らせる。昭和の時代に父が購入した柱時計は旧式で、毎月一度ゼンマイを回すと動く仕組みだ。かれこれ四〇年以上のときを刻み、茶の間で繰り広げられる父と母、兄や私の暮らしぶりを見つづけていた柱時計。その「ボーン」につづいて父の様子を確認した瞬間、ドキリとした。

呼吸のリズムがあきらかに不規則だ。スゥーと吸ってハァーと吐くが、その後しばらくの間隔が空く。そしてまたスゥー、ハァー、さらに長い間隔……。

「起きて！　おじいちゃんがミッキーと同じ呼吸になってる！」

階段下から大声を出して次男を呼んだ。「ミッキー」とは一年半前に亡くなった愛猫の名で、父と同じ腎不全に苦しんだ末、私と次男に見守られながら息を引き取っていた。その最期と同じ様相だ。

「じいちゃん！　じいちゃん！」

ベッドに駆け寄った次男が懸命に呼びかける。私は父の手を取り、まだ十分に温かい感触を確かめた。

スゥー、ハァー、それが最後だった。ピタリと音の途絶えた口元を見て、父の死を知った。

「午前一時一〇分だね。覚えておこう」

不思議と涙が出なかった。悲しみよりも、へなへなと体の力が抜けていくようだ。ひとまず父から手を離し、看護師の緊急用電話を鳴らす。

「父の呼吸が止まりました」

「わかりました。すぐに伺います」

深夜の道路が空いているせいか、看護師は一五分ほどでやって来た。体温や血圧、脈拍など一通りのバイタルチェックを終えると、私たちに向けて両手の手のひらを垂直に立て「止まれ」のような仕草をした。

「このまま、何もさわらないでください」

怪訝《けげん》な顔をした私に、在宅死のルールが説明される。

「これからK先生に連絡します。先生が到着され、死亡確認をされるまでは死亡となりません。酸素マスクはそのまま、着替えなどもダメです。ご家族が体の向きを変えられたり、あちこちさわったりすることはできません」

そうして看護師はK医師へ連絡し、なにやら話し込んだあと、再びこちらに顔を向けた。

「K先生が来てくれるそうです。深夜の場合、翌朝まで死亡確認をしてくれないドクターが多いんですが、すぐに支度をして車で駆けつけるとおっしゃってました」

熱海から車を走らせるK医師の姿が浮かんだ。片側一車線、曲がりくねった暗い国道を通ってきたのか、午前三時になる少し前、玄関から声がした。

「こんばんは。お父様の様子を拝見させていただきます」

薄いベージュの診察着をまとったK医師の髪はボサボサだった。上着には小さなシワが寄り、ズボンの裾はめくれている。おそらくは就寝中に飛び起き、大急ぎで駆けつけてくれたことが察せられた。

ベッド脇に立ったK医師は父のパジャマの胸元を開け、聴診器を当てる。つづいて手首と頸動脈に触れて脈拍の有無を、最後にペンライトを両目に当て瞳孔の対光反射を確認した。

「お亡くなりになられました。午前三時一〇分、臨終とさせていただきます」

ありがとうございます、お世話になりました、月並みな言葉を出しながら、看護師とK医師に頭を下げた。つづいて兄の妻の携帯電話を鳴らし、死亡宣告があったことを伝える。

ベッド脇から茶の間に移動したK医師はカバンから一枚の用紙を取り出し、その場で記入をはじめた。A3サイズの用紙は左側が死亡届、右側が死亡診断書（死体検案書）と記載されていた。

「今から死亡診断書を書かせていただきます」

父の氏名、性別、生年月日につづいて、〈死亡したとき〉の欄に令和四年五月八日　午前三時一〇分と記入された。〈死亡したところ及びその種別〉には父の自宅住所と同上、そう書かれた。亡くなった場所が「自宅」であることの証明だ。

〈死亡の原因〉は慢性腎不全、〈発病（発症）又は受傷から死亡までの期間〉は三年。その他の項目ごとの記入が済むと、最後にNクリニックの住所とK医師の氏名が入った。

「左側の死亡届の欄はご家族が記入され、のちほど市役所に提出してください」

K医師から手渡された用紙は、一枚の紙の重さしかない。けれどもそこに至るまでの時間の積み重ね、関わった人たちのさまざまな感情、父と私が築いた関係性を思うと、物理的なものとは違う重みがした。

「今までも大変だったでしょうが、お看取りのあとも大変です」

小さな笑みを浮かべてK医師が言う。

「ご家族の方は少しでも時間を見つけて休んでください。これまでは気が張っていたでしょうが、少し経ってから体調を崩される方も多いです。まずはゆっくり、本当にお疲れ様でした」

いたわりの言葉に深々と頭を下げ、玄関先でK医師を見送る。肩の荷を下ろした気持ちで深い息を吐いたが、それは在宅看取りの終わりではなかった。

半袖のナース服姿の看護師が、急に張り切るような声を上げる。

「これから一緒にやっていただくことがあります。二時間くらいはかかるので、覚悟してください」

意味がわからず、次男と顔を見合わせた。まずはゆっくり……、K医師の言葉とは真逆の息つく間もない現実が訪れ、私は人生初の「エンゼルケア」に取り組むことになった。

第6章　看取り後の気づき

エンゼルケア

「まずは私が必要な処置をしますので、しばらくお待ちください」

訪問看護師は父の酸素マスクをはずすと、長いチューブを丸めてひとまとめにした。ソセアタが入った容器を確認し、使用済みと未使用の注射剤を分ける。それぞれの本数をチェックすると、手早くカバンにしまった。家族による不正使用などを防ぐため、おそらく厳密な管理が要求されているのだろう。

つづいて父のズボンと紙オムツを取り、むき出しになった肛門に詰め物をした。死亡後の体は筋肉の動きを失い、肛門周辺にたまった便が流出しやすいからだ。

「これからエンゼルケアをしましょう」

エンゼルケア？　看護師の言葉に首を傾げると、亡くなった人の体を清潔にし、身支度を整えることだという。病院では看護師、施設では介護スタッフ、場合によっては葬儀社の納棺師が行うのが一般的だが、家族が任されるのは在宅死ならではの「特権」らしい。

やるかやらないか、こちらが考える猶予を与えず、看護師はさも既定路線のように切り出した。

「全身の清拭からはじめます。ではご一緒に」

そう言われてお湯の入った洗面器やらタオルやらを慌ただしく用意する。横たわる父の右側に私、左側に次男、足元に看護師と三方向に分かれ、腕や胸、背中、足など体の各部を温かいタオルで拭いた。

「洗髪もお願いします」

今度は頭の下に防水シートを重ねて敷き、お湯で濡らした髪にシャンプーを泡立てた。私と次男が交互に洗ってすすぎ、タオルドライ後にドライヤーで乾かす。併せてシェービングクリームを使って髭を剃り、熱いタオルで顔を拭った。

私たちが接しているのは「遺体」だ。父が亡くなったあとにこういう作業をするとは夢にも思わず、言われるままに手を動かしながら尋ねてみた。

「家で亡くなったら、ふつうは家族がエンゼルケアをするんですか」

「特に決められているものではありません。ひとり暮らしの方や老夫婦だけのご家庭ではむずかしいですね。お子さんやお孫さんがいる場合でも、遺体にさわるなんてイヤだという場合もあります。ただ、いきなり葬儀社に預けてしまう前に、ご家族の手で身支度を整えてあげたほうが、亡くなられたご本人も喜ぶのではと思います」

なるほど、そう感じながらも進んでやりたいかと問われたら、やはり戸惑う気持ちはあった。

K医師の到着前、私が父の呼吸が止まったことを確認してからすでに三時間近い。体温を感じない肌はひんやりと冷たく、全身のあちらこちらが重かった。頭を持ち上げると、ボウリングの球のような重量がずしりと伝わってくる。犯罪ドラマで殺人犯が被害者の遺体を引きずる場面があるが、ああこういうことかと妙な納得を覚えた。

清拭と洗髪が済むと、新しい下着を身に着けさせた。父があれほどこだわった布パンツを穿かせ、肌着や靴下も整える。

「服はお父様のお気に入りのものがいいですね。何か探してください」

看護師の指示で洋服ダンスの中を探した。教員時代から買いためた背広やスーツの上下が並ぶ中から、グレーの三つ揃いスーツを選んだ。ここぞという場面で、父が愛用していたものだ。

まずはワイシャツ、つづいてズボンにベスト、上着、ネクタイと進めていく。いずれも「よいしょ」とか、「せぇーの」とか、三人が息を合わせながら父の腕を持ったり、腰を浮かせたり、ヒザを曲げたりだ。

「あれ？　かけはぎの跡かな？」

ズボンの虫食い穴に当て布をして修復した跡があった。専門的な修復ではなく、素人がとりあえずの技術でやったと一目でわかるレベルだ。看護師と次男が手を止めて覗き込み、口々に言う。

「モノを大事にされていたんですね。お人柄がわかります」

「じいちゃんらしいな。これ何年着たんだろう」

少なくとも十数年は経っているだろう。かけはぎは裁縫好きだった亡き母の手によるもので、だからこそ父は愛用してきたに違いない。

「お父さん、このズボンを穿いて天国に行けば、お母さんがすごく喜ぶよ」

当初は戸惑いを覚えたエンゼルケアが、いつの間にか私の救いになっていた。目の前にあるのは確かに遺体、時間の経過とともに硬直していくが、三つ揃いのスーツを着てネクタイを締めた父は生前と変わらぬ姿だ。

今にも母のもとに駆け寄り「おい英子、やっと会えたな」、満面の笑みで手を取るような気がして、私はしみじみとその顔を撫でた。

「入れ歯をどうしますか」

昨日の急変時にはずした入れ歯を戻すか、それともそのまま口を閉じるか、看護師は迷っているようだ。さらに硬直が進むと口を閉じられなくなると聞いてひとまず入れ歯をはめてみたが、不思議議と人相が変わってしまう。

「火葬のこともあるので、はずしておきましょうか」

提案を受けて入れ歯のないまま口を閉じ、今度は「死化粧」に取り掛かった。看護師はエンゼルキットなる専用の化粧道具を持参しており、ファンデーションや口紅、眉ずみなどを取り出す。

「じいちゃん、男なのに化粧なんてイヤだって言いそうだね」

次男の言葉に小さな笑いが起きる中、うっすらと死化粧を施した。顔に白布をかけるかどうか迷ったが、今しばらくはそのままに、住み慣れた家の中を見渡せるようにした。

外はすっかり明るく、五月のきらめく太陽が東向きの窓を照らす。新しい一日、それは父のいない寂しさのはじまりでもあった。

遺体搬送の裏事情

インターネットで市内の葬儀社を検索し、それぞれ電話で問い合わせをした。葬儀に参列できない兄のためにZOOMでのオンライン配信が可能なところを選び、午前一〇時過ぎに三人の男性スタッフがやって来た。いずれも白いワイシャツに黒ネクタイをしている。

「あのぉ……、ご自宅に一番近くて人通りが少なく、車の停車ができるのはF通りですか」

スタッフが言ったF通りは実家前の路地を抜けた先の市道だが、そこそこ交通量がある。

「あそこは結構車が通りますよ。数分なら停車も可能でしょうけど、よかったらウチで契約している月極駐車場を使ってください」

遺体搬送車の駐車を心配しているのかと思ったが、スタッフからは意外な言葉が返ってきた。

「いえ、もうコインパーキングに止めてあるんです。実はご遺体をストレッチャーで車までお運びするんですが、距離が長いと通行人の目に触れやすくてちょっとどうかと……」

言葉を濁されてハッと気づいた。救急隊員が患者をストレッチャーに乗せて運ぶのとはワケが違う。黒ネクタイの男たちが押すストレッチャー上にあるのは遺体、それを目にした人の反応を案じているのだ。

病院で亡くなれば霊安室に安置され、専用の出入り口に搬送車を横づけできる。入院患者や外来患者に知られることなく、要は「縁起でもない」という嫌悪感を招かずに済むが、自宅で亡くなるとそうはいかない。

「ウチのように自宅で亡くなった人の遺体搬送には、やはり気を遣うものでしょうか」

事情を察して葬儀社のスタッフに尋ねると、いかにもというふうにうなずかれた。

「こちらのお宅は戸建てなので、まだいいんです。仮にご近所の方が目にされても、おそらく長いおつきあいでしょうから、合掌してくださるかもしれません。でも、住民同士の関係が希薄なマンションでは苦情が出ることもありますね」

小規模や築年数の古いマンションではエレベーターが狭く、ストレッチャー自体が入らない。エレベーターがない団地やアパートもたくさんある。つまり、亡くなった自宅から遺体搬送車までストレッチャーを使えないのだ。

救急搬送の場合は救急隊員がハンモック状の布に患者を乗せたり、抱っこやおんぶをしながらエレベーター、あるいは階段を使って階下の救急車まで運んだりするという。そんなふうに運ばれるのが患者なら違和感はないが、これが「死人」ならどうだろう。

自分の乗ったエレベーターに途中階から遺体が同乗したら、ショックを受けて当然だ。まして近所づきあいが乏しく、顔も名前も知らない誰かとなれば、「なんで遺体をエレベーターに乗せるんだ！」、そう苦情が出ても不思議ではない。

「そんな事情があるなんて、思ってもみませんでした」

私はあらためて在宅死に関わる現実の一端を知った。「家で死ぬ」と希望し、それを実践するのはいいとしても、当人や家族の思いと、近隣住民など周囲の感情は別物だ。

当然のごとく病院死がつづいてきた状況では、リアルな死そのものが遠い。葬儀場で納棺された遺体を見ることはあっても、自分の家の隣で、同じマンション内で人が死ぬ、それを忌避したい人もいるだろう。賃貸マンションやアパートでは、住民が部屋で亡くなることで事故物件扱いの可能性もあるかもしれない。

結局、父の遺体は白い布に覆われ、自宅の玄関前で葬儀社のストレッチャーに乗せられた。私と次男が周囲を見渡しタイミングを計った上で、F通りに一時停車した搬送車まで大急ぎで運ばれた。

住み慣れた家からの出発を厳粛に見送るどころの話ではない。早くしないと人が通っちゃう、苦情が出たらどうしよう、そんな焦りでドキドキした。

死後に届いた要介護三

父は退職後の一時期、町内会長や民生委員を務めたことがあり、幅広い交友関係を持っていた。近隣の人たちとの深いつながりも考え、葬儀は一般葬で執り行うことにした。地元紙に有料の告知記事を出したためか、コロナ禍にもかかわらず通夜や告別式にはそれぞれ数十人が参列してくれた。

芳名帳の関係欄には「教え子」との記載が複数あった。実際、棺に入った父に「先生」と呼びかけながら合掌する人、施主を務めた私の前で「H小学校で担任していただきました。すばらしい先生でした」と涙する人もいた。

出棺の際には、私の親友のピアノ伴奏でN小学校の校歌を流した。兄と私の母校であり、父も長年勤めたN小学校は市内でもっとも歴史がある。昭和初期に作られた荘厳な校歌が流れる中、多くの教え子のために奔走した父が旅立てたことは大きな慰めになった。

告別式を終えた翌日、介護事業所のスタッフが介護ベッドや手すりなどの介護用品を回収するために来宅した。つづいて医療用酸素供給器が運び出され、父がいた和室はがらんと広くなる。掃除をしていると電話が鳴り、ケアマネジャーのTさんの聞き慣れた声がした。

「お父様の要介護認定結果が出ました。要介護三です」

先月、父の体調が悪化したのを機に、それまでの要支援二という介護認定の見直し請求を依頼していた。結果が出るまで一ヵ月ほどかかるが、仮に要介護度が高くなれば「見なし」、つまり申請日に遡って適用される。

「申請日から亡くなられた日までの介護サービス利用分には、要介護三が適用されます。ヘルパーの訪問介護や介護用品レンタル、訪問入浴などは要介護三の支給限度額の範囲内なので、全額を自費でお支払いいただくことはありません」

見直し申請の際には、どのような介護認定が出るのか不明だった。希望どおりの要介護認定が得られないことを想定し、自費、つまりさまざまな介護サービスにかかる費用の相当額が自己負担になる懸念もあった。遅ればせながら要介護三の認定結果が出たことで、介護保険による受給限度額が上がり、その範囲内であれば一割負担で済む。

ちなみに「在宅」で介護保険を利用する場合、要介護三の受給限度額（標準的な支給限度額）は月単位で二七〇四八単位、金額に換算すると二七万四八〇円だ。この範囲内であれば、利用者の所得に応じて自己負担は一〜三割と規定されている。

「あらためて請求書をお送りしますが、お父様が亡くなられたあとで要介護三と言われても、娘さんとしては複雑ですよね」

Tさんは申し訳なさそうに声を落とした。

「そうですね。父の介護保険認定をめぐっては理不尽と感じたこともあったので……」

三年前、最初の介護保険申請による認定結果は要支援二、その一年後には「非該当」で打ち切られた。当時八八歳のひとり暮らし、末期腎不全の高齢者が「自立」と判定されたことを振り返るとどうにも釈然としない。八九歳になってほどなく昏倒による腰椎圧迫骨折で二度目の申請をしたが、歩行もままならないのに結果はまたも要支援二。そのまま終末期を迎え、あれこれと必要な介護サービスを受けることもできなかった。

亡くなったあとで要介護三、「見なし」で申請日に遡り適用されると言われても、遅すぎる、いったい介護保険制度は誰をどう救うんだ、そんな無念は拭えない。とはいえ担当ケアマネジャーの責任ではむろんなく、あくまでも制度上の問題だ。

「でも、Tさんには本当に助けていただきました。Tさんがいたから父は在宅死の希望が叶ったし、私も最後までなんとか世話することができました」

スマホを手にしたまま、電話の向こうにいるケアマネジャーに深々と頭を下げる。つづいて、ここ数日考えていたある提案を投げてみた。

「実は父のために買った紙パンツや防水シート、介護用食品とか、たいして使わないまま残っている品々がたくさんあるんです。捨てるのはもったいないし、差し出がましいとは思うんですが、もしよろしければほかの利用者さんに使っていただくことはできないでしょうか」

「ありがとうございます。そういうお申し出は本当に助かります。ご都合のいいときに取りに伺っていいですか」

声を弾ませたTさんと受け渡しの日時を約束する。同じ内容の連絡を訪問看護師にも入れると、Tさんより一足早く実家にやって来た。

「新聞紙一枚もないんです」

この数ヵ月、週に一度のペースで訪問看護を受け、亡くなる直前には頻繁に世話になった看護師のうちのひとり、Wさんが来宅した。もともと訪問看護はWさんの担当だったが、父の利用回数が増えるにつれ、ほかの看護師も加わっていた。Wさんは勤務シフトの都合で臨終には立ち会わなかったが、それでも通夜に参列し、あらためて来宅したその日は真っ先に父の遺影に焼香してくれた。

「新品のものがいろいろありますし、一部は使ったけど残りは未使用という品もあります。どれでもお好きなものを選んでください」

私はWさんの前にさまざまな介護用品を並べた。紙パンツ、専用パッド、紙オムツ、防水シート、医療・介護用の使い捨て手袋、口腔洗浄用のブラシやスポンジ、介護用の高カロリーゼリーやジュース、いずれも相当な量がある。

とりわけ紙パンツや専用パッド、紙オムツは未開封のものを含めそれぞれ六、七パックあった。S、M、Lなどのサイズが、そのときの父の状態に合ったり合わなかったり。要は一枚使ってみたらダメ、今度は別のサイズで、そんなふうに次々と買いためたものがそっくり残っていたのだ。

「こんなにたくさん。お父様、ずっとがんばってこられたけど、最後は駆け足で逝ってしまいましたものね」

Wさんはしみじみと言った。

「紙パンツや紙オムツは買うとそれなりの値段だし、このまま捨てるより、どなたかに使っていただいたほうがいいかなって」

私は単なるおせっかいで申し出たが、Wさんは具体的な活用方法を教えてくれた。

「患者さんの中には、やはり紙パンツや紙オムツに抵抗感を持たれる方が少なくないんです。そういう方に数枚お渡しして、まずは試しに使ってみてくださいとお勧めしています。自分で買うのはイヤ、でも試供品なら使ってみようか、そんな場合もありますから」

さすがにプロは現場に通じている。振り返れば父も同様で、「試しに使ってみる」というのが入り口だった。とはいえ近隣のドラッグストアでは試供品のようなものは見当たらず、数十枚が入ったパック商品ばかりが売られていた。一パックあたり数千円、それを購入して無駄になったらと思うと二の足を踏む。だから訪問看護師が小分けにして患者に配るのは、いかにも理にかなった話だ。

「あのぉ、この手袋もいただいていいでしょうか」

つづいてWさんは医療・介護用の使い捨て手袋の箱を手に取った。一箱一〇〇枚入りで千数百円、両手にはめるため五〇回分だ。排泄、清拭、食事、着替えなど、その都度交換すれば数日で使い切ってしまうため予備を含めて一〇箱以上、枚数にしたら一〇〇〇枚ほどの買い置きがあった。

「もちろんいいですけど……」

そう返しながら小さな疑問がわいた。こんなにたくさんの手袋を小分けにし、訪問先の患者に配るのは大変だ。私の怪訝な表情に気づいたのか、Wさんはまた活用方法を話し出した。

「手袋は私たちが訪問時に使用させていただきます。本来は患者さんにご用意いただく決まりで、看護師は患者さんのお宅にある手袋を使うんですね。でもそれが、百円ショップで購入した使い捨て手袋という場合があるんです」

百円ショップの使い捨て手袋は価格に比例した品質だ。医療・介護用の高機能商品と比べれば素材もフィット感も劣ってしまう。

「たとえば摘便《てきべん》です。肛門に指を入れて便を排出させようとすると、途中で破れてしまったり、脱げてしまったり。正直使い物にならないんです」

困った顔をしたWさんは、言いにくそうにつづけた。

「安い手袋は使えない、だからといって高機能商品を買ってくださいとお願いすることもむずかしいんです。国民年金だけで生活している患者さん、老夫婦二人暮らしでギリギリの経済状態、そんな方もいらっしゃるので……」


在宅介護や在宅看取りでは、日常的に必要な商品を個人の責任で用意する。おまけにそれらはそれなりの価格、当然ながら買えない人はいるだろう。なんとか購入するにしてもできるだけ安いものを、そう考えるのは無理もない。一方で看護師やヘルパーの立場からすれば「安い商品は使えない、けれど高い商品を買ってともお願いできない」と、そういう秘めた事情があったのだ。

「これからTさんも受け取りに来るんですよね？　その分を残すとして、半分を私がいただいていいですか」

ケアマネジャーへの譲渡分を気にしてか、Wさんは「半分」と申し出た。それでも事情を聞いたからには少し多めにと、私のおせっかい心に火がついた。紙パンツや専用パッド、紙オムツの半分に加え、すべての使い捨て手袋、防水シートや口腔洗浄用のブラシとスポンジも残らず渡すことにした。

「Tさんには紙パンツや紙オムツのほかに介護用食品をおつけするので、こちらはすべて持ち帰ってください」

訪問看護と訪問介護、それぞれの事情に応じて分別し、それでもWさんの持ち帰り分は大型段ボール四箱分にもなった。

車まで運ぶ手伝いを申し出て移動しようとした矢先、ふとWさんの足が止まった。

「厚かましいんですが、新聞紙もいただけないでしょうか」

キッチン脇の収納スペースに、ビニール紐でまとめた古新聞の束が積まれていた。父は全国紙と地元紙の二紙を購読していたため、うっかり資源ゴミの日に出し忘れるとかなりの量になってしまう。一部の古新聞は汚れた紙パンツや使用済みの防水シートをまとめて包むために使ったが、Wさんは同じように利用したいという。

「私が訪問する患者さんのお宅では、新聞紙一枚もない方がいらっしゃるんです。経済的に厳しいと、新聞を購読する余裕なんてありませんからね。排泄物を処理したあと、ああ、古新聞があればなぁって思うこともしばしばで……」

そう聞いて間髪いれず「どうぞ」と返したが、私の胸中は複雑だった。長年の取材活動で、貧困の現場も数多く訪ねている。これまでの著作でもそうした実態を報告したが、私が関わったのは子どもや若者の貧困で、高齢者についてはほとんど扱ってこなかった。

高齢世代のシビアな格差

日本の高齢化率は二九・一％（総務省統計局・二〇二二年）、二〇四〇年には三五％を超えると推計されている。十数年後には日本人の三人に一人強が高齢者となるわけだ。

『国民生活基礎調査』（厚生労働省・二〇一九年）によると、高齢者世帯の総所得のうち六三・六％を公的年金、恩給が占めている。さらに公的年金・恩給が所得の一〇〇％という世帯が四八・四％と半数近い。

『年金額の推移』（厚生労働省・二〇一八年）では、年金受給世帯の標準的な受給年金額は、一ヵ月あたり老齢基礎年金（国民年金）が六万四九四一円、老齢厚生年金が二二万一二七七円だ。受給額から健康保険料や介護保険料が差し引かれるため、実際の手取り額はさらに低い。

具体的に高齢者世帯の所得を見てみよう。『令和二年版　高齢社会白書』（内閣府）の「高齢者世帯の所得階層別分布」によると、年間所得一五〇万円～二〇〇万円未満の世帯が一二・八％。一〇〇万円～一五〇万円未満が一一・二％。五〇万円～一〇〇万円未満が一〇・八％。五〇万円未満が一・五％。高齢者世帯の三六・三％、およそ三軒に一軒は年間所得二〇〇万円未満だ。

一方で高齢者世帯は多額の貯金を持ち、それを取り崩して生活費を補塡《ほてん》しているイメージがある。『家計の金融行動に関する世論調査』（金融広報中央委員会・二〇二一年）では、七〇歳代二人世帯の平均貯蓄額は二二〇九万円、同単身世帯の平均貯蓄額は一七八六万円と、実際に相当な貯蓄額だ。

反面、「貯蓄なし」は七〇歳代二人世帯で一八・三％、同単身世帯で二五・一％に上る。数千万円の貯蓄がある高齢者とまったく貯蓄がない高齢者、シビアな格差が超高齢化社会の現実と言えるだろう。

とりわけ深刻なのは高齢の単身女性世帯。未婚、離別などで配偶者の遺族年金を受給できないひとり暮らしの女性は、自分の年金と貯蓄のみで生活せざるを得ない。おまけに高齢の単身女性の多くは、低賃金や非正規雇用といった労働環境下に置かれてきた。厚生年金への加入が認められなかったり、国民年金保険料を支払う余裕がなかったりして、低年金、無年金のまま高齢期を迎えた女性も多い。ノンフィクションライター・飯島裕子氏の『子がいない「中高年単身女性」の知られざる貧困』（東洋経済ＯＮＬＩＮＥ）にはこんな記述がある。

――単身とひとくくりにいっても、未婚か夫と死別か離別かといった違いや加入していた社会保険によっても状況は異なる。40年以上厚生年金に加入してきたのに受け取れる年金額が10万円に満たないという女性も多く、第3号被保険者として国民年金の保険料支払いを免除されてきた「夫と死別した専業主婦」よりも年金額が下回ることも少なくない。――

前述したように高齢者世帯の三軒に一軒は年間所得が二〇〇万円未満、単身世帯では四人に一人が「貯蓄なし」だ。極めて厳しい経済状況で在宅死や在宅看取りを考えたとき、「新聞紙一枚もないんです」、そう言ったＷさんの言葉はより重く感じられる。

百円ショップの使い捨て手袋が象徴するように、本来必要な介護用品を買えない高齢者は少なからずいるはずだ。病院への入院費の支払い、介護施設の入居費用、そうした負担ができない人たちがやむを得ず自宅で亡くなる可能性もあるだろう。

ここ最近、在宅死は「理想の死」のようにもてはやされている。住み慣れた家で迎える平穏死、おひとり様でも最期まで自宅で過ごす、そんなふうにすばらしさが強調され、多くの共感や賛同が集まっている。

経済的に豊かで、情報収集力や人的ネットワークがあり、盤石《ばんじゃく》な介護体制を築ける人ならいいだろう。だが、いわゆる「勝ち組」の視点を持ってすべての在宅死を語れるわけではないことは忘れてならないと思う。

「お金」から見る在宅看取り

父の場合は元教員で共済年金を受給し、相応の貯蓄もあったため、医療費や介護費の支払いに困ることはなかった。さらに入院などの積極的治療を拒み、亡くなる二ヵ月前まではかろうじて自力で生活していたこともあり、金銭的な負担感は少なかった。

それでも介護保険の見直し申請をし、訪問介護や訪問看護、訪問入浴、訪問診療などの「在宅看取り体制」に移行した最後の一ヵ月はそれなりの費用が生じている。

介護保険認定の見直し請求を行い、途中で要支援二から要介護三に区分変更されたという特殊な事情であくまでも一個人の例となるが、最後の一ヵ月の医療費や介護費の自己負担額は次のとおりだ。

訪問診療・三万一六五四円、訪問看護・二万七二四四円、薬局・七六五〇円、訪問介護（介護用品レンタル含む）・八七七二円、訪問入浴・八九七二円、合計で八万四二九二円。ちなみに前出の「エンゼルケア」は死後の処置料金として全額自費、一万五〇〇〇円が請求されている。

このほか在宅生活に必要な食費や光熱費、紙オムツや防水シートなどの介護用品、交換用の肌着やパジャマなどの生活用品の費用が加算されるため、すべてを合わせると一ヵ月で二〇万円ほどになるだろう。

この金額を高いと見るか安いと見るかは人によるだろうが、実際には数字として表れない費用がある。娘、つまり私の労働力だ。訪問介護の費用が一万円を下回るのは大半の介護を家族が担っていたからで、私自身は仕事ができず収入を失っている。

むろん誰に強制されたわけでもなく、自分の選択として父の在宅看取りをしたのだが、家族という名の「無償の労働力」があったからこそ、先の費用で収まったことは間違いない。言い方を変えれば、介護を外注せずタダ働きの人に任せたり、入院や施設入所ではなく在宅での家族介護が主流となれば、医療保険や介護保険などの社会保障費の削減につながる。

実際、国は在宅医療や在宅介護推進の方向性を打ち出している。団塊の世代がすべて七五歳以上の後期高齢者となる「二〇二五年問題」があるためだ。厚生労働省の報告書『在宅医療・在宅介護推進について』から一部抜粋してみよう。

――65歳以上の高齢者数は、2025年には3657万人となり、2042年にはピークを迎える予測（3878万人）。また、75歳以上高齢者数も増加していき、2025年には2000万人を超え、更に2055年には全人口に占める割合は25%を超える見込み。首都圏をはじめとする都市部において、今後急速に75歳以上人口が増える。

自宅で療養して、必要になれば医療機関等を利用したいと回答した者の割合を合わせると、60％以上の国民が「自宅で療養したい」と回答した。また要介護状態になっても、自宅や子供・親族の家での介護を希望する人が4割を超えた。――

要は七五歳以上の後期高齢者が急速に増える一方、国民の六割が自宅での療養を希望し、要介護状態になったら子どもや家族の介護を受けたいと言う、だから在宅推進は正しいとの主張だ。まるで「国民のため」だと言わんばかりだが、では実際にどのような計画が考えられているのか。同報告書は『2025年の地域包括ケアシステム』として「住まい」、つまり自宅などの在宅生活を中心に据えた上で、医療（急性期病院、かかりつけ医、地域の連携病院など）、介護（訪問介護、訪問看護、短期入所生活介護、二四時間対応の訪問サービスなど）について、地域包括支援センターやケアマネジャーなどが包括的に支える仕組みを実現するという。

これらにより、「住み慣れた地域で自分らしい暮らしを人生の最後まで続けることができるようになります」と華々しく謳《うた》うのだが、地域包括ケアシステムの中には生活支援・介護予防として「老人クラブ・自治会・ボランティア・NPO等」が役割を担うとされている。つまり近隣住民やボランティアなどの「無償の労働力」があることが前提だ。

おまけに「住まい」、自宅や家族宅などで最後まで生活する際に医療や介護がフォローできない部分に関してはなんら具体的な記載はない。近くに二四時間、三六五日体制の在宅療養支援診療所や居宅介護支援事業所があったとしても、言うまでもなく一日中、万全のケアが受けられるわけではない。医師や看護師、ヘルパーがいない時間のほうがはるかに長いのだが、それでも

「自分らしい暮らしを人生の最後まで続けることができます」と断定できるのだろうか。

そもそも介護保険は要介護度によって受給限度額（標準的な支給限度額）が規定されている。前述したように「在宅」の場合、要介護三なら月単位で二七〇四八単位、金額に換算すると二七万四八〇円だ。この範囲内なら自己負担は収入に応じて一～三割だが、限度額を超えると全額自費となる。経済的な面からすれば頻繁に訪問介護などの介護サービスを利用するわけにはいかず、いわゆる「利用控え」が起きても不思議ではない。

一方で入院などをした場合の医療費には上限がない。医療費は「出来高制」と言われ、自由診療以外はどれほど高額でも公的医療保険が適用される。

古い資料となるが、財務省財政審の『社会保障（２）医療制度の現状と課題』（二〇〇七年）では、入院患者ひとり当たりの死亡前一ヵ月の医療費（終末期医療費）は平均一一二万円。報告時から一五年以上が経過し、先進医療が実施されていることを考えれば、おそらくこの金額を上回る終末期医療費が生じているだろう。

それでも医療保険が適用されれば、後期高齢者の利用者負担額は所得に応じて一割～二割。さらに高額療養費制度の適用で、入院と外来診療を合わせた一ヵ月の支払い限度額は五万七六〇〇円となる。

利用者が負担しない医療費は、公費（税金）や現役世代が支払う保険料などが財源だ。むろん介護保険も同様だが、受給限度額が規定されている介護保険と、上限がなくいくらでも使える医療保険では、公費負担分がおのずと変わる。つまり、入院して月に一〇〇万円以上の医療費を公費負担するよりも、自宅で訪問介護や訪問診療を利用してもらったほうが社会保障費の削減となるのだ。

令和四年度予算では後期高齢者医療費制度の医療費総額は一八・四兆円、このうち公費による支出が八兆円、現役世代からの支援金が六・九兆円、後期高齢者の保険料や窓口負担（自己負担）がそれぞれ一・五兆円だ。

後期高齢者は令和三年度の一八八〇万人から令和七年度には二一八〇万人と三〇〇万人も増加する。必然的に社会保障費も増大するため、在宅という安あがりの方法を推進せざるを得ない。

介護保険の今後

二〇二二年には年間出生数が八〇万人を下回り、少子化問題は極めて厳しい状況にある。仕事をし、納税する現役世代の負担感が増す現状では、社会保障費の削減は喫緊の課題と言えるだろう。

実際、国は医療費や介護費の削減方針を打ち出している。医療費は二〇二二年一〇月以降、後期高齢者の窓口負担分が収入に応じて一割から二割へと増額された。一方で公立病院の病床削減や統合、診療報酬の見直し、後発医薬品（ジェネリック薬品）の使用、マイナンバーカード利用による医療のデジタル化などを推進。また、長期療養や終末期医療については病床の稼働率向上と在宅での医療、介護サービス拡大を目指すとしている。

終末期の患者が在宅で過ごせば、入院料の保険請求はない。これだけでもかなりの医療費削減となるため、病院から自宅へという流れはますます加速するだろう。

とはいえ在宅生活を支えるためには訪問診療や訪問看護、訪問介護が必須だ。とりわけヘルパーによる訪問介護は家事や買い物などの生活援助、着替えや排泄、食事介助などの身体介護を柱として、在宅生活を送るために欠かせない。

高齢になっても住み慣れた自宅で、最期は家で迎えたい、そう望む人たちにとって各種の介護サービスは必須だが、それを支える介護保険も社会保障費削減のため利用抑制が計画されている。

二〇〇〇年に開始された介護保険制度は三年に一度改正され、次回は二〇二四年、次々回は二〇二七年が予定されている。すでに改正内容の検討がはじまっているが、介護関係者からは「改正ではなく改悪だ」と批判の声が上がっている。

特に影響があると予想されるのが、「利用者負担の原則二割化」、「ケアプランの有料化」、「要介護一、二の総合事業への移行」の三点だ。

現行の介護保険制度では、利用者の所得に応じて自己負担額の割合が変わる。二割負担は単身世帯・二八〇万円以上、二人世帯・三四六万円以上、三割負担は単身世帯・三四〇万円以上、二人世帯・四六三万円以上だ。相当な所得がある世帯を除き、およそ九割の世帯では一割負担だが、これが原則二割の負担となればどうなるか。

要介護三の場合、「在宅」での受給限度額（標準的な支給限度額）は月額二七万四八〇円。仮に限度額めいっぱいの介護サービスを利用したとして、一割負担なら約二万七〇〇〇円だが、二割負担では約五万四〇〇〇円、年間での差額は三二万四〇〇〇円まで膨らむ。公的年金や恩給が所得の一〇〇％という高齢者世帯が半数近いことを考えると、これだけの支出増は重い家計負担となるだろう。

当然ながら施設に入所している高齢者も自己負担が増える。年金収入で入所費用を賄っている場合には、貯蓄の切り崩しや子どもからの仕送りなどで補塡せざるを得ず、結局のところ子世代の負担が増す可能性もある。

また、現在は無料で作成されているケアプランの有料化も検討されている。ケアプランはケアマネジャーが利用者の心身や生活状況を踏まえて作成する介護計画書だ。介護保険サービスを利用するために必須の書類であり、定期的な見直しや要介護度の変更などで新しいケアプランが作られるため、有料化されれば利用者負担は増える。

総合事業（介護予防・日常生活支援総合事業）は市区町村が中心となり、地域の実情に応じて提供される介護予防・生活支援サービス。現在は要支援一、二、または「非該当」でも自治体の判定で対象者と認定された人に提供されている。これを要介護一、二まで拡大適用するというのだ。

総合事業は自治体が主体となって地域全体で高齢者を支えていく仕組みだ。サービス内容や利用料金についても全国一律の介護保険制度とは異なり、各自治体の基準で設定される。財政や人材が豊富な自治体とそうでない自治体とで格差が生じる可能性は否定できない上、ボランティアなど「地域住民が主体」となることが求められている。

要介護一、二の認定者には病気や障害で日常生活全般に支援が必要な人、認知症で判断力が低下した人などが含まれる。これらの要介護者を地域住民が主体となって支えると言われたところで、果たして現実的なのだろうか。

父の場合もそうだったが、地域全体が高齢化していれば住民同士の相互扶助はむずかしい。若年世代が多い地域であっても、近隣関係が希薄だったり、ボランティアとしての無償労働が敬遠されたりすれば立ち行かない。今後の改正によって介護保険が適用されなくなった高齢者は、結局のところ家族が背負うしかない、そんな未来も十分予想される。

ビジネスケアラー、ダブルケアラー

前述したように社会保障費の削減は喫緊の課題にほかならない。「高齢者ばかり優遇されている」といった現役世代の不満や不公平感は、私自身も感じるところだ。

高齢者の医療や介護の利用抑制を図ることは、世代間の不公平感を解消するために有効なように思えるが、ことはそう単純ではない。ひとたび削減されたものがいずれ元通りになるかと言えば極めて厳しく、むしろさらなる利用抑制や負担増のほうが現実的だ。

先の介護保険制度の改正では、介護保険料の納付年齢の引き下げと利用年齢の引き上げも検討されている。現行では四〇歳以上が保険料を納付し、利用開始は原則六五歳からだが、保険料を支払う年齢は下げる、つまりもっと若い世代からも徴収する一方で、利用できる年齢は上げてしまう。あくまでも仮定の話だが、三〇歳から介護保険料を納付して、実際にサービスが利用できるのは七〇歳になってから、そんな将来もあり得る。

人は誰しも年を取り、医療や介護を必要とするときが来るわけで、いざそうなったとき高額な自己負担が課せられたり、介護保険が使えなかったり、そんな状況に陥るかもしれない。

医療や介護の利用抑制は今の高齢者の問題のように思えるが、一方で現役世代にも大きな影響をもたらす。そのひとつが仕事と介護を両立せざるを得ない「ビジネスケアラー」の問題だ。

医療費の削減で高齢者の入院が制限されたり、介護保険制度の改正で要介護者の自己負担額が増えたりすれば、高齢の単身世帯、恩給や年金で生活する高齢者などがみずからの生活を維持できない可能性が高まる。そもそも国は在宅医療や在宅介護を推進しているため、今後は「医療や介護は自宅で」といった流れが加速する。誰が高齢者を経済的に支え、日常生活の世話をするのかと考えたとき、筆頭候補に挙がるのは「子ども」だろう。

私自身も仕事を一時中断し父の介護に専念したわけだが、責任ある立場の職業人、働き盛りと呼ばれる四〇代や五〇代の人たちがビジネスケアラーとなる可能性は高い。

シニア市場のマーケティングリサーチなどを行う株式会社リクシスの調査レポート（二〇二三年七月）では、要介護認定を受けた親を介護中、または介護が切迫しているビジネスパーソンは二〇代、三〇代でも一割弱、五〇歳～五四歳が三七・九四％、五五歳～五九歳が五六％、六〇歳以上が五九・八三％に上る。

さらにビジネスケアラーの一六・八％は「二人以上の介護を行っている」と回答。実の両親に加え義理の両親など、複数人を同時に介護しなければならない状況も生じている。

経済産業省の産業構造審議会部会の試算では、仕事と介護を両立するビジネスケアラーは二〇三〇年には三一八万人に増加、離職や労働生産性の低下によって九兆一七九二億円の経済損失額が生じると予測されている。損失額の大きさもさることながら、家族の介護を理由とした社員の離職や休職は、企業活動にも深刻な影響をもたらすだろう。要は現役世代の個人にも、広く社会経済活動にも、介護がもたらす問題が突きつけられるのだ。

もうひとつが育児と介護を両立する「ダブルケアラー」の問題だ。晩婚化や出産年齢の高齢化が進む中、幼い子どもを育てながら親の介護もするという二重のケアが生じやすい。先の株式会社リクシスの調査では、一二歳以下の子どもがいるビジネスケアラーは三〇歳〜三九歳が四〇・三八%、四〇歳〜四四歳が四〇・六三%、四五際〜四九歳が一八・七七%。正確には育児と介護、仕事も行うトリプル状態にあり、心身の負担はもとより、時間的、経済的負担は相当に高いと言える。

少子化問題が語られるとき、「二人目を生む」ことに経済的な理由が挙げられる。むろん子育てにお金は必要だが、ダブルケアラーにすれば仮に手厚い子育て支援があったとしても、一方の介護支援が手薄ではそう簡単に二人目など考えられないだろう。

ひとりの人が仕事も子育ても介護もする、おまけに複数人の要介護者を抱えるようなことになれば自分の人生が破綻しかねない。そうした個人的負担を軽減し、「家族介護」から脱して介護の社会化をするために作られたのが介護保険のはずだった。

けれども現実は「再家族化」、つまり家族という名のタダ働きの労働力を使うことで社会保障費を削減する方向へと進んでいる。

こんなふうに医療や介護の問題は、必ずしも高齢者だけに限らない。むしろ現役世代の職業人、子どもを育てる若い世代にとって看過できないものなのだ。

どう老いて、どんなふうに死ぬか

父を在宅看取りした私は、その経験から多くのことを学んだ。自分の思い描いていた父親像とは別の、ひとりの人としての強さや優しさを知ったことはなにより大きかったが、一方で自分自身の老いや死に方についても深く考えるようになった。

離婚経験者の私は、いずれ高齢の単身世帯となるだろう。二人の息子がいるとはいえ介護を任せるなど毛頭考えず、老いて自立できなくなったら施設に入所しよう、漠然とそんなプランを描いていた。自分の老後は自分で責任を持つ、そのために必要な経済力を得ようと仕事に励み、せっせと貯蓄を増やしてきた。

だが、私は迂闊《うかつ》にも「今の計算式」で将来的な生活設計を描いていた。一時期話題になった「老後二〇〇〇万円問題」ではないが、仮に介護施設での生活費が月額二〇万円なら年額二五〇万円程度の支出を見込み、それに応じた準備を最優先に考えていた。

言うまでもなくおカネは大事だが、現行の介護保険制度や施設入所の基準が維持されるとは限らない。むしろ介護の利用抑制が進むことで要介護認定のハードルが上がったり、介護費用の負担感が増したり、そもそも入所できる施設が見つからない可能性のほうが高い。

今後の介護保険制度の改正で、利用者の自己負担額が増えることはほぼ既定路線だろう。いざそうなったとき高齢者が自己負担分を賄いきれず「利用控え」が起きたり、施設の入所費用が払えず自宅へ戻ったりすることも十分あり得る。介護サービスを提供する介護事業所からすれば、利用者が減ることは収益の減少につながる。つまり介護の利用抑制は個人の問題にとどまらず、介護事業所の撤退や倒産、施設閉鎖などを招く可能性もあるのだ。

実際、介護事業所の倒産は急増している。企業信用情報を提供する株式会社東京商工リサーチの報告書（二〇二三年一月）によると、二〇二二年の「老人福祉・介護事業」倒産は一四三件と前年比七六・五％増、介護保険法が施行された二〇〇〇年以降で最多を記録した。コロナ禍での利用控え、食費や光熱費の高騰、ヘルパーなどの人材不足、従業員の高齢化といった背景があり、今後も倒産件数の高止まりが予想されている。


これから高齢者がさらに増える、だから介護事業所も増えるはず、そんなふうに考える人は少なくない。前出の厚生労働省の報告書にあるように、「住み慣れた地域で自分らしい暮らしを人生の最後まで続けることができるようになります」と言われれば、必要な医療や介護サービスが提供されると安心しても不思議ではない。

私自身、父を看取る前はそうだった。おカネさえあればなんとかなるような気がして、子どもたちに迷惑をかけないよう公的な支援も得て、どこかの施設で死んでいく自分を想像していた。

けれども在宅看取りの経験を経て、あらためて医療や介護、公的支援や社会保障の行く末を考えたとき、それが本当に現実となるのかと大きく揺らいでいる。

それまでの私は、老いや死をイメージだけで、あるいは現行の制度や計算式で予想していた。病気になったら公的医療保険で入院すればいい、介護が必要になったら介護保険の要介護認定を受ければいい、年金や貯蓄を原資に介護施設を探して入所すればいい、そう考える自分にたいした疑問を持たなかった。

仕事柄、さまざまな社会問題を扱ってきたにもかかわらず、自分の行く末、あるいは広くこの社会の行く末について具体的な情報を知ろうとせず、ましてや「インセン」をはじめとする日々の介護、人が死に至るまでのリアルな過程など何も知らなかった。

おそらく私に限らず、多くの現役世代はそうではないだろうか。目の前の仕事に追われ、家事や子育てに忙しく、自分がどう老いて、どんなふうに死ぬのか、何の実感もないまま日々を送る。

数十年後の自分がどんなふうに死んでいくのか、想像できないとしても無理はない。それでもそう遠くない将来、医療や介護が手の届かないものとならないために、わずかでも関心を持ちつづけることが大切ではないだろうか。

看取り後の気づき

「家で死ぬ」、そう言いつづけた父は住み慣れた家で死んだ。その後の私は月に数日、住む人がいなくなった実家に滞在し、掃除や植木の水やり、墓参りなどをしている。生前の父があれこれと手入れをしていたせいか、整理整頓された室内の様子はほとんど変わらない。今にもふすまの向こうから、ひょっこりと父が現れそうな気がするが、現実は自分だけの空間に古い柱時計が刻む音が響くだけだ。

寂しさの中、看取りに至るまでの三年間を振り返れば、いくつもの出来事が思い起こされる。介護保険の打ち切り、容易に見つからない訪問診療クリニック、盤石とは言えない在宅介護サービスなど多くの問題に直面し、何度となく葛藤を覚えてきた。一方で医療や介護に携わる人たちに助けられ、支えられてきたことにも、深い感謝と尊敬の念を覚えずにはいられない。

訪問看護に立ち会った冬の日のこと、担当看護師だったWさんは持参した聴診器を両手でぎゅっと包み込んだ。ステンレス製の聴診器はひんやりと冷たい。だから自分の手のひらで温め、父の胸や腹に当たる感触を和らげようとしたのだ。

さりげない、そして優しさのこもった対応が心に染みた。後日、当のWさんから聞いた「新聞紙一枚もない」という高齢患者の生活に重ね合わせると、あの優しさは訪問看護を通じて身についたものかもしれない。経済的にギリギリ、暖房費節約で寒い部屋にいる患者に接する中で、少しでも温かくという思いやりを重ねてきたのだろう。

ひとり暮らしの生活を支えてくれた訪問介護のヘルパーは、創意工夫にあふれていた。男所帯の父は、質素倹約の性格も相まって最低限の食材や調味料しか買わない。冷蔵庫を開けても卵に干物、豆腐と少しの野菜がある程度だ。それでも残りご飯と卵でチャーハン、ほぐした干物とキャベツのマヨネーズ和えサラダ、ジャガイモと玉ねぎの炒め物、湯豆腐などと手際よく作り置く。おまけに限られた時間内での作業だ。

専用洗剤の代わりに濡らした新聞紙でトイレや床を掃除したり、空のペットボトルに入れたお湯をシャワーの代用品にしたりして父のインセンをしてくれた。

訪問介護を利用する高齢者の生活状況や経済事情は人によって違う。むろん性格や価値観もさまざまだ。ヘルパーは訪問先の家に何があるかもわからず、それでも料理や掃除、身体介護などをしなくてはならない。相当なスキルと臨機応変の思考がなくては務まらないし、ときには訪問先の高齢者の愚痴や文句も聞かされるだろう。それでも父がお世話になったヘルパーは多少のことには動じず、そろって明るく元気よく、労を惜しむことなく動いていた。

父が亡くなって数ヵ月後、実家近くの服飾店でひとりのヘルパーとばったり会った。私に「インセン」を教えてくれた熟練ヘルパーだ。あらためてお世話になったお礼を言い、ひとしきり立ち話をする中で、「ヘルパー不足」が話題になった。

「ヘルパーの求人募集をすると、そこそこ応募はあるんです。ただ、みなさんデイサービスや施設勤務を希望されるんですよ。そのほうが勤務時間も決められているし、ほかのスタッフの協力も得られやすいでしょ？　でも訪問介護は出たとこ勝負と言うか、利用者さんの事情に合わせて柔軟に対応しなくちゃならない。急な呼び出しがあったり、逆に急なキャンセルがあったり、いろいろと苦情を言われることだってあります。訪問先では自分ひとりで対処しなくてはならないから、どうしても敬遠されるんですよね」

夜間や早朝でも訪問介護を担うヘルパーがいる。家で、ひとり待つ高齢者がいると思えば、台風に大雪、酷暑だろうと変わらず出向き、いつもと変わらない笑顔でオムツを替え、食事介助をする。こういう人たちの実態は、世間一般には案外知られていない。

それでも熟練ヘルパーは「私はこの仕事が好き」と笑ったが、こんなふうに外からは見えにくいところで、多くの介護関係者が懸命に超高齢化社会を支えている。そう思うと父が家で死ぬという意志を貫けたのは私の力ではなく、むしろ私以外のたくさんの人たちの努力と誠意の賜物《たまもの》だと痛感する。

実家近くのスーパーで買い物をすれば、曲がった腰でシルバーカーを押すおばあちゃん、杖をつきながらオロオロと商品を選ぶおじいちゃん、財布から小銭を取り出すのに苦心する高齢の人たちが目に入る。居合わせた買い物客が商品の袋詰めを手伝ったり、入り口付近の段差でシルバーカーを持ち上げたり、さりげなく力を貸す人たちの姿もまた見える。

長くひとり暮らしをしていた父も、おそらくこんなふうに助けられてきたのだろう。私の知らないところで、無数の人たちが手を差し伸べ、見守ってくれたからこそ、父は最期まで自宅で過ごすことができたのだ。

家で死ぬ、それは自分ひとりでは叶わない。実に多くの人たちの優しさを得て、またそこに気づける謙虚さと感謝を持って、はじめて成り立つものだと思う。

私は在宅看取りの経験から多くのことを学んだ。父と娘という個人的な関係性を深め、広くこの社会の医療や介護、死への現実を知り、あらためて感じること、考えることは多い。加えてなにより大きかったのは、父がそうだったように、私自身もまた多くの人に支えられて生き、死んでいくのだろうと気づけたことだ。

まずは自分なりの力を使って、少しでも誰かを助け、支えられる人でありたい。それこそが父が遺してくれた、かけがえのない心の宝にほかならない。

おわりに

出版業界で働いておよそ三〇年、私は取材を常としてきた。当事者や関係者、専門家から話を聞く。行政機関や関連団体に出向いて資料を当たる。ときには事件現場を訪れたり、裁判を傍聴したりする。そうして集めた情報をバランスよく構成し、客観的視点を大切にしながら文章にしてきた。

あくまでも第三者的な立場で極力私情をはさまない、そういうスタンスだった私が個人的な話、それも「親の死」というデリケートな話を書こうと思ったのは、多くの想定外があったからだ。

一度認定された介護保険が更新時に打ち切られるとか、在宅死に対応する訪問診療クリニックが見つからないとか、そんな事態になるとは思ってもみなかった。

終末期介護に携わってからは、「インセン」をはじめとするさまざまな行為に戸惑い、自分の認識の甘さを痛感した。

安らかで眠るような死をイメージしていたが、実際は予期せぬ父の苦悶に直面し、不安や恐ろしさとの闘いもあった。

ようやく看取りを迎えたあとには、自宅からの遺体搬送に裏事情があることを知り、それまで気づかなかった現実に驚きを覚えた。

そんなふうにいくつもの想定外を経験する中、とりわけ大きかったのは、介護を必要としたり、死を間近にしたりする父の気持ちに思い至らなかったことだ。

長い父娘関係ながら、かつての父はどこかしら煙たい存在だった。母亡きあと、ひとり暮らしの父に関わらざるを得なくなってからも、親身に寄り添い、進んで支えたいとは思えなかった。

年齢を重ねるごとに頑固になり、よかれと思って振る話にも耳を貸さない。携帯電話を持とうとせず、運転免許も返納せず、「俺は元気だ、大丈夫だ」と言い張っては自分の主張を曲げようとしない。同じ話を延々と繰り返し、ときにはいかにも偉そうな態度でこちらを見下す。

ああ面倒くさい、つくづく厄介だ、そんな思いを抱えながら父の生活を間近にするうち、それまで見えなかった老いの現実に心が揺さぶられた。

たとえば通院。本書の中でその詳細を記したが、設備の整った大病院の多くは自動化や機械化が進んでいる。カード式診察券での自動受付や精算、タッチパネル操作、インターネット経由の診察予約など、いずれも高齢者にとってはハードルが高い。

ひとりでは病院に行けない、誰かの助けが必要、その一方で周囲に迷惑をかけたくはない。

「病院なんてイヤだ」と言う裏側に、便利な世の中に適応できないつらさがあることを察し、頑固な父への見方が変わった。

積極的な治療を拒み、粛々と死を受け入れようとするその内には、長年連れ添った伴侶や親しかった人たちを失った寂しさが潜んでいた。「ずっとがんばってきたけど、もう疲れた……」、そう涙を浮かべた顔を見て、隠されていた孤独に言葉を失った。

気楽な暮らしを送っているようでいて、本当はひとり闘い、耐える日々を乗り越え、懸命に前を向いていたのだ。

「家で死ぬ」、父がその意志を貫かなければ、私は老いと死の現実を知らないままだった。なにより父という人、社会の中で働き、多くの人たちと関わり、コツコツと築き上げたその人生を表面的にしか捉えられなかっただろう。

華やかさとは無縁の、真面目だけが取り柄だった父は、それでも私というひとりの人間にたくさんの気づきを与えた。対立も葛藤もあったが、それを打ち消すだけの優しさとつながりを得て、私は父の看取りができたことに深い感慨を覚える。

住む人のいなくなった実家の古いタンスを開け、防虫剤の匂いがするセーターやズボンを手に取ると、ありあわせの糸で補修したほつれの跡が目に入る。不揃いな縫い目に、背中を丸めて針を刺す父の姿が重なり、ふと胸の奥が熱くなる。

手作りの木製棚に並ぶアルバムには整理された白黒写真。祭りの法被《はっぴ》を着た父と兄、町内会の旅行で弁当を広げる母と私、その横にはそれぞれの名前や日付が万年筆で書き込まれ、遠い家族の日々がしみじみと懐かしい。

使い込まれた鍋やまな板、大瓶に漬けられたままの梅干しやらっきょう、押し入れの分厚い綿の敷布団、引き出し奥の輪ゴムやビニール袋、包装紙の束。それらのひとつひとつが父の人柄を語るようで、私はつい思い出に浸ってしまう。

父も、母も、もういない。けれども私の心の奥深く、授かった多くの教えが確かに生きている。そう、亡くなった人は生きている人の中で生きつづける。だから強く、ひたむきに、自分なりの毎日を歩んでいければと思う。

二〇二三年七月

石川　結貴

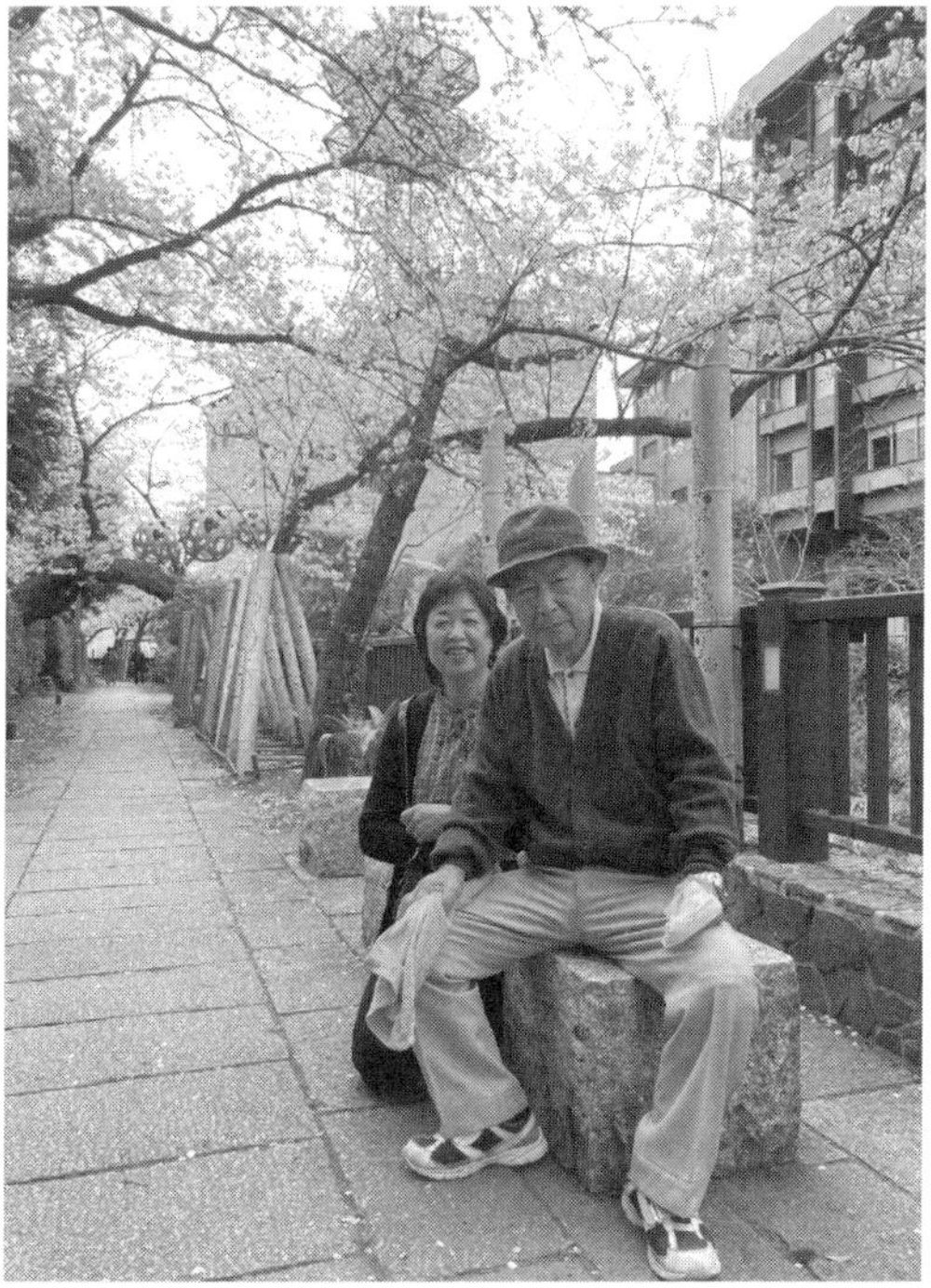

亡くなる50日前、桜の下で撮った最後の父娘写真

石川結貴（いしかわ　ゆうき）
ジャーナリスト。家族・教育問題、児童虐待、青少年のインターネット利用などをテーマに取材。豊富な取材実績と現場感覚をもとに書籍の刊行、雑誌連載、テレビ出演、講演会など幅広く活動する。
著書に『毒親介護』、『スマホ廃人』、『スマホ危機　親子の克服術』（いずれも文春新書）、『ルポ　居所不明児童～消えた子どもたち』（ちくま新書）、『ルポ　子どもの無縁社会』（中公新書ラクレ）、『誰か助けて～止まらない児童虐待』（リーダーズノート新書）など多数。日本文藝家協会会員。
公式ホームページ https://ishikawa-yuki.com/

家《いえ》で死《し》ぬということ
ひとり暮《ぐ》らしの親《おや》を看取《みと》るまで

二〇二三年　八　月三〇日第一刷発行
二〇二三年一二月一〇日第三刷発行

著　者　石川《いしかわ》結貴《ゆうき》
発行者　大松芳男
発行所　株式会社　文藝春秋
〒一〇二‐八〇〇八
東京都千代田区紀尾井町三‐二三
電話〇三‐三二六五‐一二一一
印刷所　理想社
製本所　大口製本

ISBN 978-4-16-391743-6
Printed in Japan